# LA
# GUÉRISON UNIVERSELLE

## CE QUE TOUT LE MONDE DOIT SAVOIR

### POUR REMÉDIER SOI-MÊME

## EN ATTENDANT LE MÉDECIN

à tous les accidents qui arrivent fréquemment à la campagne, en voyage, dans les incendies

TELS QUE

## EMPOISONNEMENTS, ASPHYXIES

Morsures de chiens enragés, de vipères, Piqûres venimeuses
Charbon, Croup, Choléra, Blessures, Brûlures

HÉMORRHAGIES, EFFORTS, COUPS, CHUTES, CONTUSIONS, ETC., ETC.

Le moindre retard pouvant, dans bien des cas, amener des suites funestes

## PAR STANISLAS BERBEY

### PHARMACIEN

**Deuxième Édition. — Prix : 1 fr. 50 cent.**

MÉDAILLES D'HONNEUR, D'OR, D'ARGENT ET DE BRONZE

## DIJON

### IMPRIMERIE DARANTIERE

Hôtel du Parc, rue Chabot-Charny.

**1873**

# PRÉFACE

Au point de vue de la théorie et considérée dans ses applications pratiques, la médecine peut se résumer en ce mot : thérapeutique. Guérir, soulager ou tout au moins consoler, voilà le but ; moyens moraux et hygiéniques, agents pharmacologiques, procédés chirurgicaux, voilà les moyens. Nous ne voulons pas produire un traité complet de médecine, de chirurgie ou de pharmacologie, nos prétentions sont moins élevées, et du reste nos connaissances très limitées en médecine ne nous permettraient pas de nous lancer dans un domaine qui n'est pas le nôtre et qui n'appartient qu'aux célébrités ; nous avons voulu seulement collationner les documents scientifiques relatifs aux poisons et contrepoisons et en former un petit manuel aussi simple et aussi concis que possible, à la portée de tout le monde et destiné particulièrement à remédier aux symptômes quelquefois mortels qui se développent à la suite de l'ingestion d'une foule de plantes ou minéraux doués de propriétés toxiques.

Sans entrer dans de longues considérations sur les progrès notables de la médecine et de la chirurgie, qu'il me soit permis de constater l'agrandissement et le perfectionnement des moyens thérapeutiques par une direction plus philosophique imprimée à l'hygiène publique et à l'étude de la pharmacologie. Ne passons pas non plus sous silence les belles découvertes de la chimie.

Loin de nous dissimuler les difficultés d'un travail aussi sérieux et aussi ardu, nous avons voulu dans cette seconde édition recourir à tous les documents de nature à éclairer et à simplifier la solution toujours difficile des questions d'hygiène.

Nous avons surtout pour but d'apprendre non pas à guérir les maladies, mais bien à remédier aux accidents si variés qui chaque jour viennent arrêter l'homme dans ses occupations.

Dans de nombreuses circonstances, en effet, le moindre retard peut être funeste au malade, surtout quand il s'agit d'empoisonnement. On ne peut du reste contester toute l'importance des premiers secours à donner dans une foule de circonstances très graves qui bien vite ont compromis la vie d'un malade. Dans les localités éloignées du médecin, lorsqu'un malheur arrive, doit-on livrer le malade à l'ignorance du premier venu et le laisser succomber sans lui prodiguer secours et protection? Il ne doit pas en être ainsi : l'humanité nous impose un devoir, celui de secourir nos semblables. Pour remplir dignement le but que nous nous sommes proposé, nous avons dû naturellement choisir les accidents qui arrivent le plus communément, nous bornant aux indications et documents officiels que l'autorité a fait rédiger par les hommes les plus compétents en ces sortes de matières ; d'un autre côté nous n'avons rien négligé pour doter notre manuel toxicologique de tout ce qui nous a paru utile pour atteindre dignement notre but. L'accueil que la science a bien voulu faire à notre travail a été trop flatteur pour ne pas chercher à nous en rendre digne. Je croirais aussi manquer à la reconnaissance, si je ne témoignais mes remercîments bien sincères à MM. les médecins qui m'ont prêté leur bienveillant concours, ainsi qu'aux personnes bienfaisantes qui ont su apprécier cette œuvre philanthropique. Si les suffrages du public sont ma récompense, je me glorifierai d'avoir fait tout ce qui a dépendu de moi pour mériter sa confiance, et si les efforts généreux que j'ai faits pour suppléer à mon manque de talent et de connaissances ont réussi à procurer un peu de bien, je m'estimerai heureux d'avoir pu contribuer à soulager les souffrances humaines qui sévissent quelquefois avec tant de rigueur sur notre pauvre humanité.

Dans cette nouvelle édition nous commencerons

par donner un aperçu des empoisonnements en général, nous étudierons les notions générales sur les
poisons et nous ferons connaître les signes généraux qui permettront de reconnaître les empoisonnements.

Nous adopterons pour les poisons une classifica-
tion en rapport avec les progrès de la science, et
chaque genre de poison sera l'objet d'un article particulier qui fera connaître et la nature du poison
et les symptômes qu'il peut déterminer, et enfin les
moyens d'y remédier.

# DOCUMENTS

MINISTÈRE DE L'AGRICULTURE ET DU COMMERCE.

## Comité consultatif d'hygiène publique.

Paris, le 26 août 1851.

Monsieur Stanislas Berbey, pharmacien,

J'ai l'honneur de vous prévenir qu'un rapport a été fait au comité consultatif d'hygiène publique dans le courant de ce mois sur votre Boîte de secours et le Manuel toxicologique qui l'accompagne. Vous pouvez dès à présent vous adresser au ministère de l'agriculture et du commerce pour en prendre communication.

Je profite de l'occasion pour vous féliciter de votre zèle et de votre dévouement pour les intérêts de l'humanité.

*Signé* : MAGENDIE.

Président du Comité consultatif
d'hygiène publique.

## MINISTÈRE DE L'INTÉRIEUR.

### Boîtes de secours pour les communes rurales.

Paris, le 30 juillet 1864.

Monsieur,

J'ai reçu la lettre à laquelle était joint un Manuel toxicologique que vous avez publié dans le but d'indiquer les premiers secours d'urgence à donner avant l'arrivée du médecin.

J'ai l'honneur de vous remercier de la communication de cet utile travail ; je regrette de ne pouvoir accéder au vœu que vous m'exprimez en même temps au sujet des Boîtes de secours à placer dans les communes. L'administration supérieure ne peut rendre une semblable acquisition obligatoire, et c'est d'ailleurs à l'autorité locale qu'il appartient d'adopter le mode qui lui paraît préférable pour répandre les secours médicaux dans les campagnes.

Agréez, Monsieur, l'assurance de ma considération.

*Pour le Ministre :*

Le Conseiller d'Etat, Secrétaire général,

*Signé :* CHAMBLAIN.

## UNIVERSITÉ DE FRANCE.

### Académie départementale du Jura

Monsieur,

J'ai examiné le Manuel toxicologique que vous avez bien voulu m'adresser. Je crois qu'il pourrait être en effet fort utilement introduit dans toutes nos écoles primaires, et je désire qu'il puisse en être ainsi. Je ne puis, du reste, sous ce rapport, qu'user de conseils et de recommandations.

*Signé :* ROGER.

Recteur de l'Académie.

---

# RAPPORT

## du Conseil d'hygiène et de salubrité publique de l'arrondissement de Dole sur le Manuel toxicologique et Boîte de secours publiés par M. Stanislas Berbey, pharmacien.

---

Monsieur le Préfet du Jura,

Ayant demandé au Conseil d'hygiène de donner son avis sur le mérite du Manuel toxicologique publié par M. Berbey, et sur le degré d'utilité publique qu'il peut offrir, les membres présents à la séance du 2 décembre 1850, ont aussitôt examiné ce travail. Cet examen a fait reconnaître à tous que ce Manuel peut être d'une très-grande utilité, surtout dans les localités éloignées des secours de la médecine et de la pharmacie, et dans lesquelles beaucoup d'empoisonnements, d'asphyxies et autres accidents de ce genre qui réclament de prompts secours, ne deviennent mortels que parce qu'on ne peut leur opposer à temps une médication efficace. Il est certain, en effet, que pendant l'intervalle que l'on met à appeler un médecin éloigné et ensuite à aller chercher les antidotes à des distances souvent très-grandes, un poison violent a le temps d'exercer dans l'économie animale de mortels ravages que l'on eût pu prévenir en combattant plus tôt son action délétère. C'est dans le but d'obvier à ces graves inconvénients que M. Berbey a composé son Manuel qui met à même les personnes les plus étrangères à la médecine et à la pharmacie d'administrer sans retard les secours que réclament les empoisonnements, les asphyxies, les morsures venimeuses, etc.

L'ordonnance bien conçue de ce Manuel permet de comprendre les différents empoisonnements, les substances qui les produisent, les symptômes qui caractérisent chacun d'eux, enfin les antidotes et autres secours qui doivent leur être opposés.

A quoi sert en effet de savoir qu'à tel ou tel empoisonnement on doit opposer tel ou tel antidote, si l'on n'a pas sous la main cet antidote qui seul peut arrêter l'action délétère du poison ! Pour les localités éloignées des secours de la pharmacie, ce Manuel toxicologique n'aurait donc atteint qu'une partie du but que s'est proposé M. Berbey, si celui-ci n'avait eu l'heureuse idée de joindre au Manuel une Boîte qu'il appelle de secours, en renfermant tous les contre-poisons dont on peut faire usage. Cette boîte est divisée en 20 compartiments remplis de flacons dont chacun porte l'étiquette de l'antidote qu'il contient. Les nombreux empoisonnements et asphyxies occasionnés chaque jour soit par une imprudence, soit par une coupable intention, font ressortir davantage l'incontestable utilité du Manuel toxicologique et de la Boîte de secours qui l'accompagne. Aussi le Conseil d'hygiène donne-t-il son entière approbation au travail de M. Berbey, et regarde-t-il son acquisition par les maires de village, par les chefs d'institution, de communautés religieuses, d'établissements industriels, comme une précaution sage, au moyen de laquelle ils pourront prévenir ces terribles accidents qui jettent le deuil et la consternation dans les familles.

Le Conseil a reconnu également que la Boîte de secours ne contient aucune des substances vénéneuses désignées dans le tableau dressé dans l'arrêté de M. le Ministre de l'agriculture et du commerce en date du 19 juillet 1847, et dont la vente est prohibée.

Pour copie conforme :

Le Sous-Préfet,<br>
Signé : CHOLLET.

Monsieur Berbey,

J'ai l'honneur de vous transmettre ci-joint un extrait de la délibération prise par le Conseil d'hygiène du département, relative au Manuel toxicologique que vous avez rédigé. Vous trouverez joint à cette pièce un rapport de la commission que le Conseil avait chargée de l'examen du Manuel. Enfin, je suis heureux d'avoir à vous annoncer que l'acquisition en sera prochainement recommandée, et il est à désirer que ce Manuel et la Boîte de secours qui en est le corollaire soient placés dans toutes les mairies et les établissements publics.

*Signé :* CHOLLET.
Sous-Préfet de Dole (Jura).

---

## CONSEIL DÉPARTEMENTAL D'HYGIÈNE ET DE SALUBRITÉ PUBLIQUE.

(Extrait du procès-verbal de la séance du 5 mars 1851.)

---

La séance est ouverte à 2 heures sous la présidence de M. le Préfet.

Présents : Tous les membres moins M. Gruizard.

M. Passaquay lit le rapport de la 4ᵉ commission sur le Manuel toxicologique et la Boîte de secours de M. Berbey, pharmacien à Dole.

La commission, adoptant les motifs de la délibération du Conseil d'hygiène de l'arrondissement de Dole, estime que le travail de M. Berbey est l'œuvre la plus complète en ce genre qui ait été publiée jusqu'à ce jour, et mérite à son auteur l'approbation du Conseil, qui n'hésitera pas à en proposer l'acquisition au moins dans un grand nombre de localités, aux conseils municipaux, aux chefs d'institution, aux établissements religieux et industriels, aux hôpitaux et hospices, etc.

Le Conseil adopte les conclusions du rapport.

*Signé* : GORIN.

Fait à Lons-le-Saunier le 6 mars 1851.

*Pour extrait conforme :*

Le Conseiller de Préfecture,

*Signé* : BOUQUET.

### Copie du Rapport.

Les soussignés, membres du Conseil départemental d'hygiène, composant la 4ᵉ commission, chargés par le Conseil de faire un rapport sur le Manuel présenté par M. Berbey, après avoir examiné avec soin l'ordonnance générale et les détails de ce travail, ont d'un commun accord pensé qu'il pouvait être d'une grande utilité dans les localités éloignées des secours de la médecine et de la pharmacie.

Convaincus qu'il n'était pas nécessaire d'entrer dans des détails analytiques qu'on trouve si bien et si exactement exprimés dans le rapport fait par le Conseil d'hygiène de l'arrondissement de Dole, vos commissaires croient devoir se borner à vous signaler :

1° La méthode et la clarté qui règnent dans cet ouvrage et qui permettent d'embrasser d'un coup d'œil les différents poisons, les effets par eux produits, en même temps que les antidotes qui, dans l'état actuel de la science, peuvent les combattre avec le plus d'efficacité ;

2° Le traitement des diverses espèces d'asphyxies, des brûlures, morts subites, et l'indication des précautions hygiéniques et prophylactiques relatives aux épidémies du choléra, ainsi que les premiers secours à donner au début de cette terrible affection ;

3° Enfin l'heureuse idée conçue par l'auteur de doter son œuvre d'un complément indispensable, je veux dire une Boîte de secours divisée en compartiments séparés et numérotés avec un soin qui n'offre pas de chances d'erreur ; en un mot, la possibilité de mettre à même les personnes étrangères à l'art médical et pharmaceutique d'administrer avec succès et sans retard les secours que réclament impérieusement tous ces divers accidents à marche si rapide.

La réunion de tous ces avantages nous a paru faire du travail de M. Berbey l'œuvre la plus complète en ce genre qui ait été publiée jusqu'à ce jour, et mérite à son auteur l'approbation du Conseil qui n'hésitera pas, nous l'espérons, à en proposer l'acquisition, au moins dans un grand nombre de localités, aux conseils municipaux, aux chefs d'institution, aux établissements religieux et industriels, aux hôpitaux et hospices, etc.

*Signé* : PASSAQUAY, ROMAND et BENOIT.

*Pour copie conforme :*

Le Conseiller de Préfecture,

*Signé* : DAGUIER.

---

EXTRAIT DU RECUEIL DE LA PRÉFECTURE DU JURA, 1854, n° 7.

---

A MM. les Maires du département,

M. Berbey, pharmacien à Dole, a présenté à l'administration départementale un Manuel toxicologique indiquant les premiers secours à donner avant l'arrivée du médecin, dans les cas de choléra, d'empoisonnement, asphyxie, brûlure, morsure, etc. Ce Manuel, après avoir reçu l'approbation du Conseil d'hygiène de l'arrondissement de Dole, a été soumis à l'examen du Conseil d'hygiène du département, qui, dans sa séance du 6 mars courant, a pris à ce sujet une délibération ainsi conçue :

« Le Conseil, adoptant les motifs de la délibération du
« Conseil d'hygiène de l'arrondissement, estime que le travail
« de M. Berbey est l'œuvre la plus complète en ce genre qui

« ait été publiée jusqu'à ce jour, et mérite à son auteur l'ap-
« probation du Conseil qui n'hésite pas à en proposer l'ac-
« quisition, au moins dans un grand nombre de localités, aux
« conseils municipaux, aux chefs d'institutions, aux établis-
« sements religieux et industriels, aux hôpitaux et hospices,
« etc. »

Je crois donc devoir, Messieurs, appeler votre attention sur
cette publication et en recommander l'acquisition comme une
chose utile, surtout dans les localités éloignées des secours de
la pharmacie. Le Manuel est accompagné d'une Boîte de
secours, divisée en compartiments qui renferment tous les
contrepoisons dont on peut faire usage. J'approuverai les
propositions qui seraient faites par les conseils municipaux
et les administrations charitables en vue de l'acquisition de
ces objets.

Le Préfet du Jura,

Signé : C. Becquez.

Nota. — Deux cents communes du département du Jura
ont fait l'acquisition de ces deux objets. Nous avons aussi un
grand nombre de personnes qui, par charité, par devoir ou
par amitié, se sont pourvues de ma Boîte de secours.

----

## LETTRE DU PRÉFET.

----

Monsieur Berbey,

J'ai reçu avec votre lettre l'exemplaire du Manuel toxicologique que vous avez publié sur les premiers secours à donner
aux malades dans les cas urgents, et contenant tous les documents ayant rapport à votre Boîte de secours dont vous avez
fait le placement dans un grand nombre de communes.... Je
vous remercie de cet envoi et vous informe que je suis tout
disposé à approuver les votes des conseils municipaux ayant

pour but l'acquisition de cette publication, et la Boîte de secours qui l'accompagne.

Recevez l'assurance de ma considération distinguée.

Le Préfet du Jura,

*Signé* : NAU DE BEAUREGARD.

---

### EXTRAIT DU MÉMORIAL ADMINISTRATIF DU DOUBS.

---

A MM. les Maires du département,

M. Stanislas Berbey, pharmacien, est l'auteur d'un Manuel toxicologique indiquant les moyens à employer avant l'arrivée du médecin, pour prévenir les accidents graves qui résultent souvent d'empoisonnements, d'asphyxies, de morsures et piqûres d'animaux venimeux, etc. A l'appui de ce Manuel, M. Berbey a réuni dans une Boîte spéciale les substances, les drogues, les préparations que l'on peut administrer avec efficacité pour empêcher l'invasion du mal. Le classement de ces drogues est simple, aucune méprise n'est possible. Je vous recommande l'acquisition de cette Boîte : déposée entre les mains du charitable pasteur de la paroisse ou au siége de la Mairie, elle serait tenue facilement, en cas de nécessité, à la disposition des personnes qui seraient victimes d'un accident de la nature de ceux signalés. Je vous autorise à soumettre la proposition de cette allocation au conseil municipal dans sa session actuelle.

Vous m'enverrez deux copies de la décision qui interviendra.

Le Préfet du Doubs,

*Signé* : Comte DE LAPEYROUSE.

Besançon, le 6 mai 1852.

---

2

## EXTRAIT DU RECUEIL DE LA PRÉFECTURE DE SEINE-ET-MARNE.

M. Berbey, pharmacien, m'a présenté un Manuel toxicologique indiquant les premiers secours à donner avant l'arrivée du médecin dans le cas de choléra, d'empoisonnement, asphyxie, brûlure, etc. D'après un avis du Conseil central d'hygiène publique et de salubrité du département du Jura, en date du 6 mars dernier, ce travail est l'œuvre la plus complète de ce genre qui ait été publiée. J'appelle, Messieurs, votre attention sur cette publication, dont l'acquisition ne peut être qu'une chose très utile, surtout dans les localités éloignées des secours de la pharmacie. Ce Manuel est accompagné d'une Boîte de secours divisée en compartiments qui renferment tous les contrepoisons dont on peut faire usage. J'approuverai les propositions qui seront faites par les Conseils municipaux et les administrations charitables, en vue de l'acquisition de ces objets.

*Signé* : Le Baron DE VINCENT,

Préfet de Seine-et-Marne, commandeur de la
Légion-d'Honneur.

Melun, le 3 juillet 1851.

## A MM. LES MAIRES DU DÉPARTEMENT DE SEINE-ET-MARNE.

Par une circulaire en date du 3 juillet 1853 (n° 13 du *Recueil*), mon prédécesseur vous a recommandé comme une chose utile l'achat d'une Boîte de secours et d'un Manuel toxicologique indiquant les premiers secours à donner avant l'arrivée du médecin dans le cas d'empoisonnement, asphyxie, etc. Dans l'intérêt de la santé publique, je ne puis que vous adresser de nouvelles recommandations dans le même but.

*Signé* : A. DE MAGNITQT,
Préfet de Seine-et-Marne, chevalier de la
Légion-d'Honneur.

---

## EXTRAIT DE *L'UNION FRANC-COMTOISE.*

---

Rien n'est plus commun dans les campagnes comme dans les villes que les accidents causés par empoisonnement, asphyxie, morsure et piqûre d'animaux venimeux, etc.; rien n'est plus rare que de voir appliquer à ces accidents ordinairement sans danger lorsque de prompts secours sont donnés, les soins d'hygiène que la science recommande et que la plus simple prévoyance aurait dû depuis longtemps rendre vulgaires. M. Berbey, pharmacien à Dole, après un travail aussi consciencieux qu'utile, a présenté dans un Manuel toxicologique qui, par sa lucidité, sera à la portée des hommes les moins versés dans les matières médicales, l'indication des symptômes auxquels on peut reconnaître la nature des divers accidents dont nous parlons, et il y a joint celle des remèdes qu'ils nécessitent. Afin de rendre plus facile l'application de ces remèdes, M. Berbey à joint à son Manuel une boîte dite Boîte de secours, où les substances pharmaceutiques, au nombre de 20, sont placées et numérotées de manière à éviter toute espèce de méprise. Sans doute nous avons confiance dans la vertu de ces racines importées de pays lointains, dans ces recettes dont une louable philanthropie nous livre parfois le secret et dont nous nous empressons de propager la connaissance; mais nous avouons que nous avons encore une foi plus absolue dans les procédés anciens et éprouvés de la science, et M. Berbey, en cherchant à les populariser, est digne à tous égards des encouragements et du concours de tous les hommes de bien. Déjà ce travail a été, devant les commissions d'hygiène du département du Jura, l'objet de deux rapports pleins d'intérêt et qui s'attachent à en faire ressortir l'importance et les avantages ; et maintenant qu'il est approuvé par le comité consultatif d'hygiène publique de Paris, il nous semble éminemment digne de la sollicitude de l'administration que le Manuel toxicologique avec la Boîte de secours qui l'accompagne soit adressé à toutes les communes rurales, et que M. Berbey trouve dans cette utile propagation une première récompense de son zèle et de ses efforts.

*Signé :* TERRIER DE LORAY.

## HYGIÈNE. — BOITE DE SECOURS.

Il n'est aucun médecin qui n'apprécie l'avantage des Boîtes de secours et à pansements, renfermant les médicaments et objets nécessaires pour rappeler à la vie les noyés, asphyxiés, les personnes qui seraient empoisonnées par accident ou volontairement, etc., etc. La Boîte composée par M. Berbey est l'une des plus intelligemment comprises de toutes celles que nous avons vues. Nous la croyons indispensable dans les communes, les châteaux, les fabriques, les pensionnats et les communautés religieuses, etc., pour remédier soi-même aux premiers dangers d'un accident mortel, en attendant l'arrivée du médecin ; car le moindre retard peut, dans bien des cas, amener des suites funestes ; elle est d'ailleurs approuvée par le Conseil d'hygiène de l'arrondissement et par le Conseil départemental d'hygiène et de salubrité publique, autorisée et recommandée par le Préfet du Jura aux maires et aux chefs d'établissements publics du département.

A quoi sert, en effet, de savoir qu'à tel ou tel empoisonnement on doit opposer tel ou tel antidote, si l'on n'a pas sous la main cet antidote, qui seul peut arrêter l'action délétère du poison ! Pour les localités éloignées des secours de la pharmacie, ce Manuel toxicologique n'aurait donc atteint qu'en partie le but que s'est proposé M. Berbey, si celui-ci n'avait eu l'heureuse idée de joindre au Manuel une Boîte qu'il appelle de secours, et renfermant tous les contrepoisons dont on peut faire usage. Cette boîte est divisée en 20 compartiments remplis de flacons, dont chacun porte l'étiquette de l'antidote qu'il contient.

Les nombreux empoisonnements et asphyxies occasionnés chaque jour soit par une imprudence, soit par une coupable intention, font ressortir davantage l'incontestable utilité du Manuel toxicologique et de la Boîte de secours qui l'accompagne. Aussi le Conseil d'hygiène donne-t-il son entière approbation au travail de M. Berbey.

Nous n'avons rien à ajouter à de si hautes appréciations; nous dirons seulement que M. Berbey a soumis ces divers objets à la société des Sciences industrielles de Paris, où une commission, composée de MM. les docteurs Lunel, Langlebert et Lechelle, pharmacien, corroborera sans doute dans son rapport les opinions émises sur la haute utilité des travaux de M. Berbey.

*Signé :* Dr B. LUNEL.

# MANUEL
# TOXICOLOGIQUE

---

## EMPOISONNEMENTS EN GÉNÉRAL

---

On entend par empoisonnement une affection organique vitale exprimée par des phénomènes morbides différents, suivant l'espèce, la quantité de poison et son mode d'application; phénomènes développés à l'occasion de l'introduction au sein de l'organisme, et mieux, de l'absorption de substances minérales, végétales ou animales, sous forme solide, liquide ou gazeuse, exerçant une action plus ou moins délétère, plus ou moins violente et subite sur l'économie et pouvant entraîner la mort.

---

## POISONS

On appelle poisons toute substance qui, introduite dans l'économie animale, soit par l'absorption cutanée, soit par la respiration, soit par les voies digestives, altère ou détruit entièrement la vie. Les trois règnes de la nature : végétaux, minéraux et animaux, fournissent un grand nombre de poisons désignés par les auteurs sous le nom simple de poison pour le règne végétal et minéral, et connu sous le nom de venin pour les animaux, lorsqu'il existe indépendamment de toute espèce de maladie ; tels sont le venin de la vipère, du scorpion, de la tarentule, etc., etc., etc.; ou sous celui de virus, lorsqu'il se développe dans une maladie particulière ou qu'il constitue cette maladie : tels sont le virus rabique, variolique, syphilitique, etc., etc.

Des poisons, les uns agissent en irritant et en désorganisant les tissus sur lesquels on les applique : tels sont les acides minéraux concentrés, les alcalis caustiques, les préparations arsénicales ; d'autres agissent spécialement sur le cerveau et produisent le narcotisme, comme l'opium et la ciguë, etc., etc.

Quelques-uns portent leur action sur tout le système nerveux ; d'autres enfin semblent éteindre à la fois la vie de tous les organes. Les poisons introduits en petite quantité dans l'économie animale ne font souvent que modifier les propriétés vitales sans leur porter une atteinte funeste; on en tire parti dans le traitement des maladies, en sorte qu'un grand nombre de poisons deviennent, à petite dose et sagement administrés, de très bon médicaments.

### Signes généraux des empoisonnements.

On devra soupçonner un empoisonnement toutes les fois que le malade se plaindra d'une odeur nauséeuse, d'une saveur désagréable, acide, alcaline, âcre ; d'une chaleur brûlante dans la gorge et l'estomac.

On soupçonnera encore l'empoisonnement toutes les fois que la bouche sera sèche ou écumeuse, les lèvres et les gencives livides, jaunes, blanches, rouges ou noires; toutes les fois qu'il y aura des rapports, des nausées, des vomissements plus ou moins fréquents de matières muqueuses, biliaires ou sanguinolentes, blanches, jaunes, vertes, bleues, rouges, rougissant ou verdissant la couleur bleue de tournesol; toutes les fois, enfin, qu'on observera du hoquet, de la constipation ou des déjections alvines plus ou moins abondantes. Le pouls fréquent, petit, serré, irrégulier, la respiration difficile, les sueurs froides et la difficulté d'excréter les urines, seront autant de symptômes du plus fâcheux augure.

### Traitement des Poisons.

Il serait à désirer que tout le monde fût instruit des premiers soins à donner aux victimes d'un empoisonnement, afin de prévenir les accidents graves qui peuvent compromettre la vie du malade en attendant l'arrivée de l'homme de l'art. Les indications à cet égard sont si claires, qu'à l'aide de mon Manuel toxicologique et du tableau imprimé placé dans ma Boîte de secours, on peut très facilement donner les premiers soins aux empoisonnés. En effet, les poisons séjournent fort peu de temps dans l'estomac sans amener de la pesanteur ou des envies de vomir. L'indication devient formelle : pour prévenir les effets du poison, il faut l'éliminer, neutraliser le principe toxique et remédier à ses accidents. Par conséquent, il faut chercher par tous les moyens possibles à provoquer soit des vomissements, soit des selles, afin de faciliter l'évacuation du poison.

On obtiendra le vomissement soit au moyen de la titillation de la luette, soit au moyen de l'ingestion de boissons aqueuses et mucilagineuses abondantes, si le poison est âcre et corrosif; soit au moyen de l'émétique ou des purgatifs, si le poison n'est pas irritant. On essaiera ensuite de neutraliser le poison par les antidotes, s'il en existe.

L'opinion vulgaire que chaque poison a son contrepoison ou son spécifique, fait croire qu'on ne peut donner aucun secours aux empoisonnés, si l'on ne connaît ou si l'on n'a pas sous la main l'antidote particulier au poison; tandis qu'au contraire on doit se persuader que l'indication la plus importante, quelquefois la plus efficace, c'est de faire rejeter le poison le plus tôt qu'il est possible.

Pour satisfaire à cette indication, nous avons composé une poudre spéciale qui a pour but non seulement d'expulser le poison en amenant soit un vomissement, soit une évacuation, mais encore de lubrifier les parois de l'estomac et de l'œsophage, et de prévenir les effets toxiques du poison.

Boites de secours. — *Poudre évacuante (n° 1 du tableau).*

---

# CHAPITRE PREMIER

## DES POISONS.

On partage les poisons en 4 classes :

1° Les poisons irritants qui déterminent l'inflammation des parties qu'ils touchent ;

2° Les poisons narcotiques qui paralysent les fonctions du système nerveux ;

3° Les poisons narcotico-âcres qui produisent le narcotisme et l'irritation ;

4° Les poisons putréfiants qui putrifient les liquides de l'économie.

# PREMIÈRE CLASSE

## POISONS IRRITANTS

---

EMPOISONNEMENT PAR LES ACIDES CONCENTRÉS

### Signes de l'empoisonnement.

Saveur acide, brûlante et désagréable, saveur âcre au fond de la gorge et de l'estomac, haleine fétide, envie de vomir, vomissements quelquefois mêlés de sang et bouillonnant sur le carreau; hoquet, constipation, quelquefois selles abondantes ; pouls fréquent, soif ardente, frisson, sueurs froides, difficulté d'uriner, face pâle, livide ; intérieur de la bouche et des lèvres variant du rouge au noir.

### Préparations les plus usitées.

Acide sulfurique ou huile de vitriol.
Acide nitrique ou eau-forte.
Acide hydrochlorique ou esprit de sel fumant.
Acide acétique ou vinaigre.
Acide oxalique ou acide de sucre.
Chlore ou acide muriatique oxygéné.
Oxalate-acide de potasse ou sel d'oseille.
Chlorate de potasse ou eau de javelle.

BOITE DE SECOURS. — *Contrepoison : magnésie calcinée (n° 2 du tableau).*

### Secours à donner.

Gorger le malade d'eau dans laquelle on aura délayé 30 grammes de cette substance par litre. On donnera un demi-verre de liquide toutes les deux minutes, afin de favoriser le vomissement, que l'on provoquera avec les doigts ou la barbe d'une plume.

Cette boisson a pour propriété de neutraliser promptement les effets des acides. A défaut de magnésie, on pourra encore administrer de la craie pulvérisée ou du bicarbonate de soude, ou bien encore une solution de 15 grammes de savon par litre d'eau, ou des blancs d'œufs délayés dans l'eau.

Les fomentations et cataplasmes émollients sur l'abdomen, les lavements émollients, la décoction de graine de lin pour boisson compléteront les premiers soins.(On agira de même pour le bleu en liqueur).

### DES ACIDES.

Les acides sont des combinés qui jouissent des caractères distinctifs suivants :

1° Ils rougissent les couleurs bleues végétales ;

2° Ils sont plus ou moins solubles dans l'eau ;

3° Ils ont une saveur acide qui est plus ou moins marquée ou plus ou moins caustique, selon leur degré de force ou de concentration ;

4° Ils s'unissent à la plupart des bases salifiables, particulièrement aux alcalis, les neutralisent et forment avec eux des sels. Pris d'une manière générale, tous les acides, soit minéraux, soit végétaux purs ou concentrés, sont de puissants caustiques : ils rubéfient, cautérisent et détruisent les parties avec lesquelles on les met en contact ; de là l'emploi de quelques-uns d'entre eux pour cautériser les chancres, détruire les carnosités, les verrues. A l'intérieur ils seraient de violents poisons. Ils sont tous solubles dans l'eau.

Suffisamment étendus dans ce véhicule et ingérés dans l'estomac, ils y déterminent un sentiment de fraîcheur générale agréable ; aussi sont-ils souvent employés à l'intérieur à cet état, et toutefois avec ménagement pour calmer la soif, modérer la chaleur fébrile, diminuer la sueur, augmenter les urines, combattre les hémorragies, suspendre la putridité, etc. Un usage trop prolongé aurait pour inconvénient d'altérer l'émail des dents, de déranger la digestion et d'amener le raccornissement de l'estomac. Etendus convenablement, on les emploie encore comme astringents en lotions ou injections dans les hémorragies des petits vaisseaux, les écoulements muqueux, etc., etc.

---

### EMPOISONNEMENT PAR LES ALCALIS CONCENTRÉS

#### Signes de l'empoisonnement.

Saveur âcre, caustique, urineuse ; vomissement ne bouillonnant pas sur le carreau, convulsions horribles. Tous les alcalis sont très solubles dans l'eau, développent dans la bouche une saveur âcre, urineuse, verdissant les couleurs bleues végétales. Tous sont d'une grande causticité, surtout lorsqu'ils sont concentrés, et désorganisent tous les tissus animaux vivants.

Les alcalis sont des irritants très énergiques.

#### Préparations les plus usitées.

Potasse à l'alcali ou potasse caustique.
Potasse à la chaux ou pierre à cautère.
Carbonate de potasse ou sel de tartre.
Oxyde de sodium ou soude caustique.
Soude caustique, liquide ou lessive des savonniers.
Ammoniaque liquide ou alcali volatil.
Sulfate d'alumine et de potasse ou alun.

BOITES DE SECOURS. — *Contrepoison : acide tartrique (n° 3 du tableau).*

**Secours à donner.**

On donne plusieurs verres d'eau acidulée, ou deux cuillerées à bouche, soit de vinaigre, soit de jus de citrons. Par ce moyen, on favorise le vomissement, en même temps qu'on neutralise le poison. A défaut de ces deux substances, on peut encore administrer plusieurs verres d'eau acidulée, avec une cuillerée d'acide tartrique par litre. On peut aussi prendre de la limonade sulfurique, qui se prépare en versant dans de l'eau quelques gouttes de cet acide, jusqu'à ce qu'on obtienne une agréable acidité. Ensuite on a recours aux boissons et fomentations émollientes, cataplasmes, si les accidents ne cèdent pas avant l'arrivée du médecin. Quand les accidents ont disparu, prendre quelques tasses de bouillon de veau ou de poulet.

### ALCALI

Le mot *alcali* vient des arabes, qui s'en servaient pour désigner le carbonate de soude, qu'ils retiraient d'une plante marine appelée par eux *kali*. Puis on a donné ce nom à un ordre de corps qui se distinguent par des propriétés particulières. Tous les alcalis développent dans la bouche une saveur âcre, urineuse, verdissant les couleurs bleues végétales, et les ramènent au bleu, lorsqu'elles sont rougies par les acides. Tous sont d'une grande causticité, surtout lorsqu'ils sont concentrés, et désorganisent alors les tissus animaux vivants ; ils forment avec les acides des combinaisons particulières connues sous le nom de sels. Ce sont des irritants très énergiques ; ils peuvent, suivant leur degré de concentration et la durée de leur application, produire une simple excitation, l'inflammation, la vésication ou la cautérisation.

Les alcalis caustiques agissent comme les poisons corrosifs les plus énergiques ; les plus grandes précautions sont nécessaires dans leur administration à l'intérieur; ils sont presque uniquement réservés à des usages externes. Les carbonates de potasse ont une action caustique moins puissante.

Cependant, comme leur emploi intérieur n'est pas sans danger, on les a remplacés par les bicarbonates de potasse et surtout de soude, qui, sans avoir leurs inconvénients, possèdent tous leurs avantages. Ils sont facilement absorbés et modifient d'une manière puissante la composition du sang ; ils sont éliminés en grande partie par les urines. On les a surtout employés dans le traitement des affections calculeuses, lorsqu'elles dépendent de la surabondance de l'acide urique. Les bicarbonates alcalins sont utiles dans les affections goutteuses et dans les douleurs d'estomac, occasionnées par un développement d'acide trop abondant. On les a encore vantés dans les hydropisies, les engorgements viscéraux, les scrofules ; mais, comme ils diminuent la plasticité du sang et prédisposent aux infiltrations cellulaires qui simulent les inflammations, on doit les employer avec beaucoup de réserve.

Les alchimistes appliquèrent le nom d'alcali à trois substances : la potasse ou alcali végétal, la soude ou alcali minéral, et l'ammoniaque ou alcali animal. Ces alcalis sont solubles dans l'eau; suffisamment étendus, ils sont diurétiques, anti-acides et anti-calculeux.

Plus tard on comprit en outre sous la dénomination d'alcali, de terres alcalines, la baryte, la chaux, la magnésie. Aujourd'hui on divise les alcalis en deux classes : les alcalis minéraux (ce sont ceux dont nous venons de parler), et les alcalis végétaux, appelés encore alcaloïdes (bases végétales), dont les principaux sont la morphine, ou alcali de l'opium; la quinine, ou alcali du quinquina, etc. Les alcaloïdes sont de violents poisons.

### DES LITHOTRIPTIQUES

Quand il existe une prédominance d'acide urique dans les urines, les indications des médicaments alcalins sont précises; on peut espérer les plus heureux résultats. Mais il est cependant certaines conditions qui doivent être remplies, si l'on veut réussir. La première est de diminuer les causes productives de l'acide urique, en soumettant les calculeux à un régime sobre; la seconde c'est que les bicarbonates alcalins doivent être administrés dans une quantité considérable de véhicule. Qu'arriverait-il, en effet, si l'on se bornait à prescrire, comme cela ne se fait que trop souvent, du bicarbonate de soude sans s'inquiéter du régime ou de la quantité du liquide aqueux. La nature des urines changerait, d'acide elle deviendrait alcaline; au lieu de déposer de l'acide urique elle déposerait du phosphate de chaux, du phosphate ammoniaco-magnésien, même du carbonate de chaux : on n'aurait fait que changer la nature du dépôt calculeux. On ne saurait trop le répéter, les urines qui contiennent beaucoup d'acide urique, renferment également beaucoup de phosphate terreux. Si l'acide de l'urine est saturé, il ne se dépose plus d'acide urique; mais il se dépose du phosphate terreux. La condition importante de la réussite des remèdes lithotriptiques, c'est le véhicule aqueux abondant, qu'on le sache bien. L'eau est le meilleur lithotriptique : les grands buveurs d'eau n'ont jamais de calculs urinaires.

## EMPOISONNEMENT PAR LE MERCURE.

### Signes de l'empoisonnement.

Saveur âcre, métallique, sentiment de brûlure au fond de la gorge, resserrement à l'arrière-bouche, dans l'estomac et les intestins ; envies de vomir, vomissements ne bouillonnant pas sur le carreau, rapports fréquents et fétides ; hoquet, pouls accéléré, petit, serré, quelquefois inégal; extrémités glacées, prostration complète, face décomposée, délire.

### Préparations les plus usitées.

Bi-chlorure de mercure ou sublimé corrosif, proto-chlorure de mercure ou calomélas, deuxtoxyde de mercure ou précipité rouge, nitrate de mercure ou nitre mercuriel, proto-iodure de mercure ou iodure mercureux, deuto-iodure de mercure ou iodure mercurique, sous-deuto-sulfate de mercure ou turbith mercuriel.

BOITE DE SECOURS. — *Contrepoison : proto-sulfure de fer (n° 4 du tableau).*

### Secours à donner.

S'il est possible d'administrer ce remède immédiatement après l'ingestion du poison, on en mettra 30 grammes ou deux cuillerées à bouche en suspension dans un litre d'eau, et l'on donnera ce mélange par verre à trois minutes d'intervalle, en ayant soin de bien agiter chaque fois. A défaut de cet antidote, on donnera promptement au malade de l'eau albumineuse préparée en délayant et battant avec l'eau ordinaire des blancs d'œufs. Un accident qui a manqué de nous priver d'un de nos plus savants professeurs de chimie, M. Thénard, a démontré toute l'efficacité de ce contrepoison qui neutralise parfaitement le deuto-chlorure, et qui le rend insoluble dans l'eau. A défaut d'eau albumineuse, on peut administrer le gluten, la farine de seigle. D'après des expériences de M. Taddei, l'action de 5 centigrammes de sublimé corrosif est anéantie par 75 centigrammes de gluten sec, 25 de gluten frais. (Fomentations, cataplasmes et lavements.)

### MERCURE VIF-ARGENT (Hydrargyrum).

Le mercure, *mercurius* ou *hydrargyrum* des Latins, ὑδράργυρος des Grecs, est un corps combustible, simple, connu dès l'antiquité la plus reculée. Ce métal fut employé par les anciens pour appliquer ou enlever l'or sur les autres métaux. Il a été pour les alchimistes qui s'étaient imaginé pouvoir le solidifier, le sujet d'une foule d'expériences qui, en résumé, les conduisirent à la découverte de plusieurs préparations médicales, dont la plus importante est le perchlorure de mercure que Paracelse employa le premier à la guérison des maladies regardées jusque-là comme incurables. Le mercure se trouve sous quatre états dans la nature : natif, amalgamé à l'argent, combiné au chlore, mais le plus souvent à l'état de sulfure.

Plusieurs mines de ce métal existent en Espagne, en Amérique et en Chine. (On en a récemment découvert une mine aux environs de Toulouse.)

Le mercure est d'une couleur blanche éclatante, semblable à celle de l'argent; il est sans saveur, sans odeur.

Il diffère des autres métaux par son état de fluidité à la température ordinaire de l'atmosphère. Exposé à une température très basse, il se solidifie; soumis à l'action du marteau, il peut s'étendre sans se rompre : il est élastique et infiniment expansible. On peut citer comme exemple l'expérience que fit Geoffroy, sur la demande d'un alchimiste. Il renferma une certaine quantité de mercure dans un globe de fer fortement maintenu par des cercles de même métal posés en croix, et il plaça ce vase dans un fourneau plein de feu. A peine ce globe fut-il devenu rouge qu'il éclata avec la violence d'une bombe : des cloisons furent percées, et des murs furent pénétrés par les débris du vase lancés avec une force considérable. Le mercure s'unit au chlore et donne naissance à du chlorure. Il s'unit aussi à l'iode, au soufre, au phosphore; et il n'exerce alors sur l'économie presque aucune autre action que celle qui ressort de son poids. C'est ainsi qu'on le conseille dans quelques cas de volvulus. Divisé à l'état de vapeur surtout, il peut devenir poison corrosif; il se montre un des plus puissants stimulants modificateurs du sang qu'il rend moins plastique (cachexie mercurielle), de l'absorption qu'il augmente, de la nutrition qu'il diminue, de la sécrétion des glandes salivaires qu'il active (salivation).

Il est antiphlogistique, résolutif, antisyphilitique, d'un usage fréquent contre les engorgements chroniques des viscères, les tumeurs blanches, les phlegmasies des membranes séreuses, l'hydrocéphale aiguë et chronique, les maladies du foie, les affections chroniques de la peau, l'érésipèle, la lèpre, la variole, les affections vermineuses et pédiculaires. Le mercure, ainsi que ses préparations, domine la thérapeutique des maladies vénériennes.

Les propriétés dont il jouit :

1° De se dilater;
2° D'être liquide;
3° D'être sensible aux impressions de la chaleur, le font employer à la construction des thermomètres; il sert aussi à la confection des baromètres, à l'étamage des glaces, à l'extraction de l'or et de l'argent. Le mercure est employé médicalement dans une foule de cir-

constances ; le mercure métallique en masse n'est employé que dans un très petit nombre de cas.

Nous ferons observer qu'il est contre-indiqué dans les symptômes primitifs ; il ne doit être conseillé que dans les accidents secondaires ou constitutionnels. De toutes les préparations mercurielles, le sublimé corrosif est celle qui est le plus employée. C'est un des poisons les plus actifs et les plus meurtriers : les funestes effets qu'il est capable d'opérer sur le corps humain ne sont malheureusement que trop connus. Ils se manifestent avec une promptitude désespérante, et les douleurs que ses pointes corrosives occasionnent sont plus aiguës que celles de l'arsenic, la cautérisation des chairs plus rapide, les effets plus effrayants et la mort plus prompte. Ce sel est en pains hémisphériques à cassure aiguillée, demi-transparents, faciles à réduire en poudre, odeur nulle, saveur caustique, métallique, désagréable. Sa dissolution alcoolique est employée pour la conservation des matières organiques.

---

EMPOISONNEMENT PAR LE CUIVRE.

### Signes de l'empoisonnement.

Les sels de cuivre irritent fortement la muqueuse gastro-intestinale, produisent coliques, vomissements, déjections sanguinolentes, et peuvent même déterminer l'empoisonnement. Aussi les personnes qui ont avalé du vert-de-gris éprouvent d'abord à la bouche un goût de cuivre insupportable, ne tardent pas à ressentir de violentes douleurs d'estomac, des maux de tête et des vomissements, puis des coliques violentes, des selles nombreuses et sanguinolentes, des convulsions, du délire, des sueurs froides et quelquefois la mort.

**Préparations les plus usitées.**

Sous-acétate de cuivre ou vert-de-gris artificiel.
Carbonate de cuivre ou vert-de-gris naturel.
Sulfate de cuivre ou vitriol bleu.
Chlorure de zinc et d'ammoniaque.
Nitrate de cuivre ou nitre cuivreux.
Acétate neutre de cuivre ou verdet.
Oxyde de cuivre ammoniacal ou bleu céleste.

Boîte de secours. — *Contrepoison : Proto-sulfure de fer (n° 4 du tableau).*

**Secours à donner.**

On administre ces antidotes de la même manière que pour les préparations mercurielles : il en sera mis 30 grammes en suspension dans un litre d'eau, et l'on donnera ce mélange par verre, en ayant soin de bien agiter. A défaut de cet antidote, l'eau sucrée et des blancs d'œufs battus avec de l'eau, deux ou trois par litre, seront les boissons les plus convenables pour combattre les effets délétères du vert-de-gris ; aussi doit-on boire abondamment ; et si le malade a beaucoup vomi, le lait coupé d'eau, ou une boisson mucilagineuse de lin ou de racine de guimauve, deviennent d'un grand secours. Si ce traitement ne suffit pas à arrêter les accidents avant l'arrivée du médecin, ayez recours aux cataplasmes émollients, lavements et boissons mucilagineuses.

**CUIVRE.**

( *Cuprum* ). Le cuivre est un corps combustible, simple, métallique, que l'on rencontre dans la nature ; il est connu de toute antiquité. Avant que l'art de travailler le fer eût pris naissance, ce métal était employé à fabriquer non seulement les instruments de guerre, mais encore ceux qui sont utilisés dans l'économie domestique. Le cuivre est brillant, d'une couleur jaune rougeâtre très malléable et très ductile ; il a une saveur styptique, une odeur métallique désagréable.

Exposé à l'action de l'air, le cuivre s'altère, se ternit, il finit par se couvrir d'une couche de cuivre carbonatée d'un vert obscur. L'eau n'agit sur ce métal que lorsqu'il y a contact simultané de l'air et de l'eau ; le sel de cuivre qui se forme dans ce cas est connu sous le nom de *vert-de-gris*.

Le cuivre s'unit avec les métaux et forme des alliages employés dans les arts. Uni avec le zinc dans les proportions de 25 à 33 de ce métal sur 67 à 75 de cuivre, il forme l'alliage connu sous le nom de *laiton*.

Fondu avec diverses proportions d'étain, il forme le bronze, le métal de cloche, celui des canons, celui des miroirs. Ce métal s'unit à l'oxygène et forme des oxydes ; ces oxydes s'unissent aux acides, et donnent naissance à des sels.

Le cuivre métallique n'est pas un poison : il peut être introduit dans l'économie animale à l'état de masse de limaille sans causer d'accidents. Il n'en est pas de même lorsqu'il est à l'état d'oxyde ou de sel ; aussi a-t-on remarqué que les empoisonnements par le cuivre sont dus aux oxydes ou à la solution des oxydes, soit dans les matières grasses, soit dans les acides combinés avec les substances alimentaires. On pourrait objecter à cette manière de voir que les ouvriers qui travaillent le cuivre sont sujets à des coliques ; mais ces accidents sont sans doute causés par l'oxyde ou les sels de cuivre, et non par ce métal. Le cuivre a été employé dans l'économie animale comme moyen thérapeutique : on l'a administré en limaille contre l'hydrophobie à la dose de 1 à 2 centigrammes mêlé à du pain beurré. A l'extérieur, on l'applique sur les ulcères chroniques. Les instruments en cuivre destinés à la préparation des substances pharmaceutiques ou alimentaires doivent être tenus avec la plus grande propreté : une foule d'accidents plus ou moins graves, causés par des aliments préparés dans des vases de cuivre, peuvent être attribués à la négligence avec laquelle on entretient les vases culinaires. On évite quelques-uns de ces inconvénients, soit en les étamant, soit en ne laissant pas refroidir des substances alimentaires dans des vases de ce métal.

---

## EMPOISONNEMENT PAR L'ARSENIC.

### Signes de l'empoisonnement.

Sensation de chaleur à la bouche, constriction à la gorge, saveur métallique, douleur d'estomac, vomissements de matières sanguinolentes, coliques violentes, selles rougies par le sang, peau brûlante, soif des plus vives, convulsions fréquentes, défaillance, enfin le délire vient compliquer tous ces symptômes ; et si les secours ne sont pas très prompts, la mort arrive infailliblement.

#### Préparations les plus usitées.

Acide arsénieux ou arsenic blanc (Mort-aux-rats).
Protoxyde noir d'arsenic ou poudre aux mouches.
Bi-carbonate de potasse ou sel arsenical de Macquer.
Arséniate de soude ou sel arsenical de soude.
Tri-sulfure d'arsenic jaune ou orpiment.
Bi-sulfure d'arsenic rouge ou réalgar.
Poudre arsenicale du frère Côme.
Arséniate d'ammoniaque ou ammoniaque arsenical.

BOITE DE SECOURS. — *Contrepoison : Safrande de mars apéritif (nº 5 du tableau).*

### Secours à donner.

Boire abondamment de l'eau dans laquelle on aura mis en suspension une cuillerée à bouche de safran de Mars apéritif, répéter cette dose deux ou trois fois ( agitez ).

Avant comme après l'administration du contre-poison, de même que pour le mercure et le cuivre, ne cesser de favoriser le vomissement par l'ingestion d'une grande quantité d'eau tiède ou de liquide albumineux, déterminer le vomissement par des titillations à la gorge, de préférence à l'émétique. A défaut de cet antidote, on fera prendre de l'eau sucrée pure ou coupée avec le tiers d'eau de chaux, une boisson mucilagineuse ou albumineuse ( quatre ou cinq blancs d'œufs dans deux litres d'eau ), du lait ou une eau sulfureuse. Pour le reste du traitement, avoir recours aux cataplasmes émollients, aux frictions et fomentations émollientes. L'arsenic métallique qui est un poison très subtil, n'est point employé en médecine ; mais il n'en est pas ainsi des préparations arsenicales qui cependant ne sont pas moins vénéneuses, et sont d'autant plus dangereuses qu'elles sont plus solubles. Elles exigent toujours une très grande prudence dans leur administration. L'arsenic ( ce que les anciens désignaient sous ce nom n'était que l'oxyde blanc d'arsenic ou un sulfure de ce métal) est un corps simple, dont la découverte est attribuée à Brandt en 1773. Il a été étudié successivement par Macquer, Monnet, Ichelle, et depuis par tous les chimistes modernes.

Ce métal se rencontre dans la nature à l'état natif, à l'état d'oxyde noir, de sulfure, d'arséniure, etc., etc. Tout récemment, M. Tripier, pharmacien militaire, a découvert l'arsenic à l'état d'arsénite de chaux ou de baryte dans les eaux de Hammam-Mescontine ( Algérie ), dites les *Bains-Maudits*. L'arsenic est solide, gris d'acier, fragile, à texture grenue, quelquefois lamelleuse. Sa cassure, lorsqu'elle est récente, offre le brillant métallique et devient terne par le contact de l'air; frotté entre les mains, il leur communique une odeur sensible; chauffé à 180 degrés sous la pression atmosphérique ordinaire, il se sublime sans se fondre et cristallise en tetraèdre. A une température élevée, il se convertit de suite en acide arsénieux, en répandant une forte odeur d'ail.

L'arsenic se vend dans le commerce sous le nom de *cobalt, cobolt*, ou poudre à mouches. Certains auteurs le considèrent comme innocent, tandis que d'autres le regardent comme éminemment toxique; ces contradictions des expérimentateurs tiennent aux circonstances diverses dans lesquelles ils se sont placés.

L'arsenic métallique ne peut être directement absorbé, il ne peut être vénéneux par lui-même; mais au contact de l'air il se transforme en acide arsénieux, et cette transformation est considérablement favorisée par la présence de chlorures alcalins. Or, ces conditions se reproduisent le plus souvent dans l'économie, et permettent d'expliquer l'action délétère de l'arsenic métallique dans la plupart des cas où il a été ingéré.

Les mêmes réflexions s'appliquent à deux préparations insolubles, le réalgar et l'orpiment : pourvu que ces sulfures soient à l'état de pureté, ils ne sont pas vénéneux par eux-mêmes; mais ils le deviennent en se changeant en acide arsénieux sous l'influence de l'air et des chlorures alcalins.

### ACIDE ARSÉNIEUX.

Oxyde blanc d'arsenic ou vulgairement arsenic (mort-aux-rats).

On le trouve sous deux formes dans le commerce : tantôt en poudre blanchâtre, tantôt en morceaux à cassure vitreuse ordinairement blancs et opaques à la surface, mais transparents à l'intérieur, plus rarement tout à fait opaques. Il est d'abord presque insipide, mais il laisse dans l'arrière-gorge une sensation d'âcreté ; il est volatil et inodore; l'odeur d'ail ne lui appartient pas plus qu'à l'arsenic lui-même : elle ne se révèle que pendant l'oxydation de ce métal, et ne persiste qu'autant que dure cette combinaison chimique. L'acide arsénieux, peu soluble dans l'eau froide, l'est un peu plus dans l'eau chaude. Il est la base d'une foule de préparations usitées en médecine pour combattre des affections cancéreuses, dartreuses, les maladies de la peau. Inutile de rappeler ici qu'à côté des propriétés curatives, ce poison possède de funestes propriétés qui ont servi à l'accomplissement d'un grand nombre de crimes de triste mémoire.

Placé sur des charbons ardents, l'arsenic se sublime en donnant naissance à des vapeurs blanches qui ont une odeur semblable à celle du phosphore, ou mieux à celle de l'ail. Une très petite quantité d'arsenic suffit pour donner d'une manière très marquée cette odeur à une masse considérable d'air. L'arsenic est peu employé dans les arts ; il entre cependant dans quelques alliages, et particulièrement dans celui qui est employé pour faire des miroirs de télescopes.

On l'emploie avec avantage pour détruire les mouches, et on le mêle à de l'eau sucrée que l'on met sur des assiettes placées dans les lieux où se trouvent les mouches. Ces insectes trompés par le goût sucré de la liqueur s'empoisonnent : on en est très promptement débarrassé. Dans ce cas, l'arsenic s'oxyde et se dissout dans le liquide sucré. Quelques personnes ont cru trouver dans ce moyen de se débarrasser des mouches de graves inconvénients : on disait que les mouches empoisonnées par ce moyen pourraient, en tombant dans des aliments ou dans des boissons, communiquer à ces substances une action sinon vénéneuse, du moins altérante. Notre collègue M. Payen, déjà connu par de nombreux travaux, s'est occupé d'expériences sur ce sujet, et il a reconnu qu'un épagneul et une poule avaient pu manger chacune trois cents de ces mouches empoisonnées sans éprouver aucun symptôme d'empoisonnement, ni une altération quelconque. Il a cru pouvoir conclure de ces faits : « Que les mouches empoisonnées par l'arsenic ne peuvent causer aucun accident fâcheux, puisqu'il n'est pas possible que l'on prenne involontairement de ces éléments une quantité aussi grande que celle employée dans ces expériences. »

---

## EMPOISONNEMENT PAR LE PLOMB.

### Signes de l'empoisonnement.

Nous distinguons les accidents saturnins en prodromiques et confirmés : les accidents prodromiques sont : la coloration des dents et de la membrane muqueuse, buccale, la saveur et l'haleine saturnine, l'ictère, l'amaigrissement, le ralentissement de la circulation. Les accidents confirmés sont : la colique, les névralgies, la paralysie, les convulsions. Les malades accusent une saveur styptique et sucrée dans la bouche et dans la gorge, et une vive douleur épigastrique ; ils ont des hoquets, des nausées, des vomissements, des coliques atroces, tantôt avec diarrhée, d'autres fois avec constipation ; la face est altérée ; les yeux sont caves, bordés de noir ; les lèvres sont livides ; le pouls est d'une petitesse extrême. La mort peut survenir au milieu du délire, des convulsions et des syncopes.

**Préparations les plus usitées.**

Acétate neutre de plomb cristallisé ou sucre de saturne.

Sous-acétate de plomb liquide ou extrait de saturne.
Carbonate de plomb ou céruse.
Protoxyde de plomb ou litharge.
Oxyde rouge de plomb ou minium.
Chromate de plomb ou jaune de chrome.
Les vins lithargés sont de vrais poisons.

BOITE DE SECOURS. — *Contrepoison : sulfate de soude (n° 6 du tableau).*


**Secours à donner.**

Le traitement consiste, après avoir favorisé le vomissement, à administrer du sulfate de soude ou de magnésie, qui transforme l'acétate de plomb en sulfate de plomb insoluble.

Le plomb est de tous les métaux celui qui produit le plus souvent des accidents toxiques ; les préparations saturnines s'introduisent dans l'économie par deux voies principales qui sont : l'absorption puimonaire et l'absorption gastro-intestinale. Quelle que soit la voie par laquelle le plomb pénètre dans l'économie, ce poison agit parfois d'une manière rapide : tels sont, par exemple, ces cas de colique survenant après un court séjour dans un appartement nouvellement peint, ou après l'ingestion dans l'estomac d'une certaine quantité de vin sophistiqué par la litharge. Le plus souvent pourtant le plomb exerce une action lente. Les peintres et les ouvriers qui manipulent les préparations de plomb, sont exposés à la colique saturnine, véritable empoisonnement contre lequel on applique un traitement compliqué, dit traitement de la charité, qui réclame l'intervention du médecin.

**PLOMB.**

Le plomb est un corps combustible simple, métallique dont la connaissance remonte à la plus haute antiquité ; il est abondamment répandu dans la nature, facile à extraire de ses mines. Les premiers travaux faits sur ce métal sont dus aux alchimistes, qui le soumirent à une foule d'épreuves, dans le but de le transformer en argent. Le plomb s'obtient ordinairement de la décomposition du sulfure de ce métal qui est très abondant dans la nature.

Le plomb (plumbum-saturnus) est un métal d'un blanc bleuâtre, qui a beaucoup d'éclat lorsqu'on vient de le couper, mais qui se ternit rapidement à l'air.

Les préparations pharmaceutiques du plomb sont très nombreuses ; les principales sont les suivantes :

1° Plomb métallique. Le plomb réduit en feuilles assez fermes, ne sert en médecine que pour maintenir les cicatrices des vieux ulcères ;

2° Oxyde de plomb. Deux oxydes seulement sont usités en médecine : le protoxyde connu dans les arts sous le nom de massicot ou litharge, et le minium qui est un composé de protoxyde et de peroxyde de plomb.

Ces deux oxydes sont la base d'une foule d'emplâtres et onguents qu'il serait trop long d'étudier.

Les empoisonnements par la céruse ou carbonate de plomb diminuent de jour en jour, depuis qu'on a eu l'heureuse idée de substituer dans les arts le blanc de zinc au carbonate de plomb ou céruse.

**Falsification du vin par la litharge.**

La falsification du vin est déplorable, aussi bien sous le rapport de la morale que sous le rapport de l'intérêt agricole, qui en est cruellement atteint, et cependant il est peu de substances parmi celles qui servent journellement à l'alimentation de l'homme, qui soient sujettes à autant de fraudes que les vins.

On déguise la verdeur des vins de mauvais terroirs ; on relève la saveur des vins plats ; on aromatise les vins communs de manière à leur communiquer le bouquet des vins de qualité supérieure ; on modifie leur couleur à l'aide de substances tinctoriales ou de sucs végétaux. Presque toujours, on les mélange entre eux, pour faire des cuvées qui sont vendues en détail, et très souvent même on fabrique des vins sans raisins, au moyen de mélanges convenables d'eau, de sucre, d'alcool de qualité inférieure, de vinaigre et de matières colorantes. Mais la plus dangereuse de toutes ces fraudes est celle qui consiste à adoucir les vins aigres au moyen de la litharge ou de la céruse.

D'après Mœller, ainsi que le fait observer M. Girardin, c'est un prêtre de la Forêt-Noire, M. Martisy le bavarois, qui eut le premier l'idée d'adoucir les vins au moyen de la litharge, dont certainement il ne connaissait pas les propriétés délétères. Déjà en 1698, à Eslingen, un individu convaincu d'avoir empoisonné du vin au moyen du plomb, fut puni de mort, et un siècle après, on lit dans un ouvrage imprimé à Altona, le passage suivant : « Pour conserver au vin sa saveur, il faut y mettre un à deux kilogrammes de plomb. » Le vin ainsi préparé contracte une saveur douceâtre, un peu sucrée, qui n'est pas désagréable. L'usage habituel du vin ainsi falsifié, détermine bientôt la colique de plomb aussi appelée la colique des peintres. Dans beaucoup de maisons on a l'habitude de nettoyer les bouteilles avec du plomb de chasse ou en grenaille ; cette habitude a parfois des conséquences funestes. Un individu éprouva de violentes coliques présentant tous les symptômes d'un empoisonnement, après avoir bu quelques verres de liqueur. En examinant cette liqueur, le médecin qui avait été appelé, s'aperçut qu'elle avait un aspect louche, et la versant pour la soumettre à l'analyse, il observa que la bouteille renfermait au fond dix grains de plomb qui y étaient fixés et qui peu à peu avaient été transformés en acétate et en carbonate de plomb, de façon qu'il ne restait plus qu'un petit noyau de plomb métallique au centre.

---

## EMPOISONNEMENT PAR L'ANTIMOINE.

### Signes de l'empoisonnement.

Les malades éprouvent un goût métallique austère, de la cardialgie, des vomissements, des coliques, du météorisme, des selles copieuses. Le pouls est petit, concentré, la face altérée, la peau froide. Bientôt la respiration est difficile, anxieuse, il y a des vertiges, des crampes, des convulsions, des syncopes, puis enfin la mort survient.

#### Préparations les plus usitées.

Tartrate de potasse et d'antimoine ou tartre stibié (émétique).

Chlorure d'antimoine ou beurre d'antimoine.

Oxyde sulfure d'antimoine hydraté (kermès minéral).

Protoxyde d'antimoine ou fleurs d'antimoine.

Antimoine diaphorétique (improprement nommé oxyde blanc d'antimoine).

## OXYDO-SULFURES.

1° Terre d'antimoine;

2° Foie d'antimoine ou *crocus metallorum*.

Sulfure d'antimoine hydraté, mêlé d'un excès de soufre.

Soufre doré d'antimoine.

BOITE DE SECOURS. — *Contrepoison : tanin (n° 7 du tableau).*

### Secours à donner.

Lorsque le sujet empoisonné ne vomit pas, il faut provoquer les vomissements par la titillation de la luette et se hâter d'administrer une forte décoction de tanin, de noix de galle, de quinquina. A défaut de ces substances, on donnera l'infusion de thé, les décoctions des racines, des écorces et des bois astringents (thêne Massonnie), etc., etc., à cause du tanin qu'ils renferment. S'il existe des vomissements abondants et des selles continuelles qui épuisent les malades, on tâchera de les calmer en administrant quelques boissons froides, aigrelettes, des eaux gazeuses et surtout l'opium par la bouche ou en lavement. (On fait bouillir pendant dix minutes quatre ou cinq noix de galle, dans deux litres d'eau, ou 30 grammes de quinquina concassé.)

### ANTIMOINE.

L'antimoine est un corps simple, métallique, dont la découverte n'est pas bien connue. Pline le désigne sous le nom de stibium, qu'il a conservé dans la nomenclature chimique. L'antimoine est solide, d'un blanc d'argent, brillant, devenant un peu terne par son exposition à l'air, très cassant; il communique aux doigts par le frottement une odeur sensible. On emploie l'antimoine en poudre porphorysée, tenue en suspension dans des liquides mucilagineux ou en forme de pilules.

C'est à l'hydrate de protoxyde qui se forme aux dépens de l'antimoine exposé à l'air humide qu'il faut, suivant M. Mialhe, attribuer l'action assez énergique de ce métal réduit en poudre. De toutes les préparations d'antimoine dont fourmillent les anciennes pharmacopées, deux seulement ont survécu : l'émétique et le kermès. L'émétique ou tartrate antimonico-potassique, tartrate de potasse et d'antimoine, est incolore, inodore, d'une saveur âcre et désagréable. Il est efflorescent, soluble dans l'eau. La dose à laquelle l'émétique détermine des accidents toxiques varie surtout suivant que l'individu est bien portant, ou bien qu'il est affecté de quelque phlegmasie grave : c'est ainsi que 25 ou 20 centigrammes pourront occasionner les troubles les plus graves chez les premiers, tandis que chez les seconds le médicament sera le plus souvent parfaitement toléré, lors même que la dose serait trois, quatre, cinq ou six fois plus considérable. C'est un des faits thérapeutiques les plus importants dont la découverte est due à Rasori, et qui a servi à ce médecin à fonder sa théorie du contre-stimulium. Le kermès a été découvert par Glauber et préconisé par les Chartreux (poudre des Chartreux). Bien préparé, c'est une poudre légère, veloutée, d'un rouge foncé.

### Signes de l'empoisonnement.

Le nitrate d'argent fondu ou cristallisé est un poison assez énergique. Les symptômes qu'il détermine ressemblent à ceux que provoquent les alcalis et les acides concentrés.

BOITE DE SECOURS. — *Contrepoison : chlorure de sodium ou sel ordinaire.*

Si l'on a affaire à un empoisonnement par le nitrate d'argent, on devra tout d'abord satisfaire à la première indication, qui est d'expulser le poison par le vomissement. Ensuite on aura recours à l'antidote, le chlorure de sodium. (Une cuillerée de sel dans deux litres d'eau.)

**NITRATE D'ARGENT FONDU** (pierre infernale).

Il est en petits cylindres de la grosseur d'un tuyau de plume, d'une couleur gris-ardoisé, à cassure radiée et cristalline. On obtient ces cylindres en coulant dans une lingotière, préalablement chauffée et enduite d'un peu de suif, le nitrate d'argent cristallisé que l'on a fondu dans un creuset d'argent ou de platine. Il se solidifie en se refroidissant. De tous les agents de la thérapeutique chirurgicale, le nitrate d'argent est celui qui rend le plus de services, et il doit en chirurgie être placé sur la même ligne que le quinquina et l'opium en médecine. On se sert du nitrate d'argent fondu, ou pierre infernale, surtout à l'extérieur; c'est le cathérétique le plus employé, c'est aussi l'un des meilleurs agents de substitution.

EMPOISONNEMENT PAR DES PRÉPARATIONS PARTICULIÈRES.

Sulfate de zinc ou vitriol blanc.
Chlorure d'or.
Sous-nitrate de bismuth.
Proto-chlorure d'étain.

### Secours à donner.

Ces diverses substances enflamment, quelques-unes corrodent, perforent les tissus de l'estomac.

Quand on aura à soigner des individus empoisonnés par une des préparations précédentes, on devra d'abord satisfaire à la première indication, qui est d'expulser le poison par le vomissement. Le traitement sera ensuite subordonné à la nature de la substance toxique. Ainsi, dans l'empoisonnement par le proto-chlorure d'étain et par le sulfate de zinc, on devra administrer le lait qui, d'après les recherches de M. Orfila, jouit de la propriété de se combiner avec ces sels et de former un composé insoluble à peine vénéneux. Dans l'empoisonnement par l'hydrochlorate d'or, le sous-nitrate de bismuth, on donnera des boissons douces (eau de graine de lin, eau de guimauve).

On aura ensuite recours aux émollients pour combattre l'inflammation.

Tontes ces substances sont usitées en médecine.

Le sulfate de zinc ou vitriol blanc est un agent styptique puissant dont on se sert à l'extérieur, en solution dans l'eau, pour faire des lotions et des injections astringentes. Il est très souvent employé sous forme de collyre.

Le chlorure d'or a été employé méthodiquement par

M. Chrestien, de Montpellier, dans le traitement de la vérole.

Le sous-nitrate de bismuth s'emploie avec succès dans les affections nerveuses de l'estomac et des intestins ; il a été préconisé, dans ces derniers temps, pour le traitement de la dyssenterie et de la diarrhée chronique. On le porte jusqu'à la dose de 60 grammes par jour, en poudre ou en potion.

La solution de proto-chlorure d'étain est employée comme réactif pour reconnaître les solutions de platine, la présence de l'albumine. Il a jadis été administré avec succès, comme vermifuge, à la dose de 10 centigrammes. (En médecine vétérinaire, on s'en est servi à la dose de 60 centigrammes comme vermifuge.)

---

## EMPOISONNEMENT PAR L'IODE ET SES PRÉPARATIONS.

### Signes de l'empoisonnement.

L'iode introduit dans les voies digestives se transforme en acide hydriodique ; il enflamme, ulcère, et ramollit la membrane muqueuse. Les individus éprouvent, pendant la vie, des nausées, des vomissements, des douleurs aiguës, de la soif, des syncopes et des convulsions. Une partie de l'iode est absorbée, et on peut retrouver cette substance dans l'urine, dans la sueur et dans la salive.

### Traitement.

On combattra l'empoisonnement en faisant vomir le malade et en remplissant l'estomac d'une grande quantité d'eau.

## IODE.

L'iode, du grec ἰώδης, violacé, ainsi nommé par M. Gay-Lussac, à cause de la belle couleur violette de sa vapeur, est un corps simple, découvert en 1812 par M. Courtois, dans les eaux mères des soudes de Varechs. On ne le rencontre pas libre dans la nature. Il existe à l'état d'iodure de potassium ou de sodium, dans certains polypiers, tels que les éponges, les corallines; dans la plupart des algues, et comme l'a démontré M. Chatin dans la plupart des plantes d'eau douce.

On est arrivé par des procédés délicats à en constater la présence, non seulement dans les mers, mais dans un grand nombre d'eaux minérales. Les principales sources iodurées sont : en France, celles de Salins (Jura), de Salies (Basses Pyrénées), de Saint-Sauveur ou de Barèges (Hautes-Pyrénées). L'iode se présente sous forme de lamelles, d'un gris bleuâtre à éclat métallique, odeur analogue à celle du chlore, saveur âcre et désagréable. L'iode et ses préparations diverses exercent une action topique, irritante, incontestable. Ses effets sont locaux et généraux. On emploie l'iode dans une foule de préparations pharmaceutiques qui trouvent une indication formelle dans un très grand nombre d'affections médicales et chirurgicales. Mais de toutes les préparations d'iode, l'iodure de potassium occupe la plus large place dans la thérapeutique. On l'emploie avec succès à l'intérieur et à l'extérieur dans les affections vénériennes et syphilitiques, dans les engorgements chroniques des glandes, dans les scrofules et les maladies des os. Depuis quelques années, des praticiens ont voulu en faire un médicament à l'égal du mercure, tandis qu'en réalité, il ne peut en être qu'un adjuvant.

EMPOISONNEMENT PAR LE PHOSPHORE.

Le phosphore introduit dans les organes digestifs les enflamme ; car ce métal, brûlant aux dépens de l'air qui y est contenu, se transforme en acide phosphorique. Une partie est aussi absorbée et va exciter le système nerveux et les organes génito-urinaires. Dans cet empoisonnement il y a des douleurs vives dans le ventre, des vomissements opiniâtres, une prostration extrême des forces et quelquefois des convulsions. Le phosphore travaillé dans l'industrie peut occasionner divers acci-dents. Ainsi, on sait aujourd'hui que les ouvriers qui fabriquent les allumettes chimiques sont fréquemment atteints de phlegmasie de l'arbre bronchique ; et plusieurs fois, on a noté, soit en Allemagne, soit en France, la nécrose des os maxillaires.

### Secours à donner.

On combattra l'empoisonnement par le phosphore, en faisant vomir le malade et en remplissant l'estomac d'une grande quantité d'eau.

### PHOSPHORE.

Le phosphore est un corps combustible simple, d'une nature particulière ; sa couleur est d'un blanc jaunâtre, sa consistance est à peu près semblable à celle de la cire ; puis il est transparent, sa saveur est presque nulle ; son odeur, sensiblement alliacée, a quelque analogie avec celle de l'arsenic en vapeur.

Il n'est point soluble dans l'eau ; il est soluble en partie dans l'alcool et dans l'éther ; exposé à l'air, il s'altère et répand des vapeurs blanches. Conservé dans l'eau il se recouvre d'une couche blanchâtre que l'on considère comme un oxyde de phosphore, formé sans doute aux dépens de l'oxygène de ce liquide. Il fut découvert en 1659 par Brandt. Scheel et Gauh ayant reconnu que la charpente osseuse de l'homme et des animaux était composée de chaux et d'acide phosphorique, on le retira, depuis, des os en plus grande quantité et avec plus de facilité. L'emploi de cette substance est peu considérable pour l'usage médical.

## POISONS IRRITANTS VÉGÉTAUX.

Les poisons irritants végétaux, parmi lesquels nous citerons surtout le jalap, la bryonne, la gomme-gutte, le garon, les euphorbes, la chélidoine, la rue, la créosote, déterminent des coliques, des vomissements et de la diarrhée, c'est-à-dire la plupart des symptômes que produisent les substances minérales corrosives.

### Secours à donner.

Dans cet empoisonnement il faut ingérer une grande quantité de boisson émolliente, albumineuse, favoriser et même provoquer le vomissement ; lorsqu'on est appelé peu après l'ingestion du poison. Mais bientôt les symptômes d'inflammation qui se développent exigent l'emploi des antiphlogistiques.

EMPOISONNEMENT PAR LES CANTHARIDES.

### Signes de l'empoisonnement.

Ceux qui avalent des cantharides éprouvent une saveur âcre, une soif intense, des douleurs vives à l'épigastre d'abord, puis dans tout le ventre, accompagnées de vomissements et de déjections souvent sanguinolentes.

Beaucoup de malades accusent un sentiment de chaleur, d'ardeur vers la vessie et le long de l'urètre ; il y a de la strangurie, l'urine rendue goutte à goutte est souvent sanguinolente et mêlée à des pseudo-membranes plus ou moins volumineuses. Excitation vive des organes génitaux. Chez la plupart de ces individus le pouls est accéléré et la chaleur brûlante ; les uns sont surrexcités, ils délirent ou éprouvent des mouvements convulsifs, tétaniques ; d'autres au contraire sont comme engourdis, ils ont des syncopes et tombent dans un état comateux.

### Secours à donner.

BOITE DE SECOURS. — *Contrepoison, camphre, (n° 8 du tableau).*

Appelé peu après l'ingestion du poison, on doit se hâter d'en déterminer l'expulsion par la titillation de la luette ou par l'administration d'une boisson abondante et nauséeuse.

On combattra ensuite les accidents inflammatoires par les saignées générales et locales, par les boissons douces, les fomentations, les bains émollients. Quelques faits démontrent que le camphre seul ou unis à l'opium et donné en pilules, en frictions sur le périnée ou en lavement, est utile pour modérer les symptômes d'excitation qui surviennent du côté des organes génito-urinaires. Dans le cas de collapsus, il faudra ranimer le sujet par le vin, l'éther et l'ammoniaque.

### CANTHARIDES.

Mouches d'Espagne, insectes de la famille des coléoptères (Europe méridionale). La cantharide que nous employons ordinairement est d'un vert doré, avec le tarse et les antennes noirs ; elle a de six à dix lignes de longueur et de deux à trois lignes de largeur ; son odeur est forte, vineuse, désagréable ; elle habite le plus souvent les peupliers, les lilas, les troènes, les rosiers, mais de préférence les frênes. La récolte des cantharides se fait dans l'été, le matin, avant le lever du soleil.

1° Une huile verte insoluble dans l'eau, soluble dans l'alcool, non vésicante ;

2° Une matière noire, soluble dans l'eau, insoluble dans l'alcool non vésicante ;

3° Une matière jaune soluble dans l'eau et dans l'alcool ;

4° Un principe huileux, volatil et vésicant auquel est due l'odeur pénétrante de la cantharide ;

5° La cantharidine, principe actif des cantharides, substance blanche en lammes cristallines, soluble dans l'eau quand elle est mêlée à la matière jaune, insoluble quand elle est pure, soluble dans l'alcool bouillant dont elle se précipite par le refroidissement ; très soluble dans l'huile et dans l'éther.

Ce médicament dangereux est rarement pris à l'intérieur, il doit être manié avec prudence.

Il est d'une utilité de tous les jours, à l'extérieur comme épispastique vésicant, à titre de révulsif.

## EMPOISONNEMENT PAR LES MOULES.

Les moules occasionnent souvent des accidents; ceux-ci dépendent, en général, moins de la qualité du coquillage que de l'idiosyncrasie des sujets. On n'observe d'ailleurs dans ce cas que les symptômes ordinaires d'une indigestion et souvent un prurit à la peau, avec ou sans plaques d'urticaire. Ces symptômes ne commencent guère que trois ou quatre heures après le repas. Dans quelques cas pourtant, l'ingestion des moules détermine de véritables symptômes d'empoisonnement.

On ignore encore quelle est la modification que le coquillage a subie dans ces cas. Les uns croient à une altération putride de l'animal, d'autres admettent que celui-ci s'est nourri d'une matière nuisible nommée crasse, ou qu'il renferme des particules cuivreuses parce qu'il a été recueilli sur la carcasse de quelque vieux navire doublé en cuivre.

### Secours à donner.

La première indication consiste à exciter les vomissements par l'administration d'un émétique. Si les matières ont pénétré dans l'intestin, on en favorisera l'expulsion par des lavements et même par quelques laxatifs doux, comme l'huile de ricin. On donnera à l'intérieur une boisson légèrement acidulée et on combattra les accidents nerveux par l'éther, l'eau-de-vie, le rhum.

# DEUXIÈME CLASSE

## POISONS NARCOTIQUES.

### EMPOISONNEMENT PAR L'OPIUM.

Lorsque les médicaments connus sous le nom de narcotiques sont administrés à trop haute dose, ils déterminent de la pesanteur de tête, des vertiges, un sentiment d'engourdissement, un délire plus ou moins marqué, des nausées et des vomissements, et, à une période plus avancée, un état comateux, apoplectique, qui précède la mort. C'est à l'ensemble de ces phénomènes qu'on donne le nom de narcotisme. Les substances qui produisent le plus souvent cet état sont l'opium et ses diverses préparations, la morelle, la laitue vireuse, la jusquiame, ainsi que la belladone. Elles ont toutes des effets analogues ; aussi ce que nous dirons bientôt de l'opium pourra s'appliquer à toutes les autres.

D'après ce qui précède, on voit que les poisons narcotiques agissent sur les centres nerveux consécutivement à leur absorption ; ils n'exercent aucune action manifestement irritante sur les surfaces avec lesquelles on les met en contact. Ceci s'applique même à la belladone et aux alcooliques, qu'on a eu tort par conséquent de classer parmi les substances narcotico-âcres.

La quantité d'opium nécessaire pour produire le narcotisme varie suivant l'état de santé ou de maladie, suivant l'âge des sujets, et leur idiosyncrasie.

Ainsi nous avons vu le narcotisme survenir chez une dame après l'ingestion de 3 centigrammes d'opium ; 20 centigrammes ont quelquefois suffi pour tuer des sujets adultes, et une ou deux gouttes de laudanum peuvent être mortelles pour un enfant nouveau-né. Le poison est surtout absorbé rapidement quand on l'injecte dans le rectum, ou lorsqu'on le place sur la peau dénudée. Il est douteux que le narcotisme puisse être produit lorsque la peau est encore protégée par l'épiderme ; à doses modérées, mais néanmoins encore toxiques, l'opium produit des symptômes divers, tels que pesanteur de tête, vertiges, délire, excitation des sens et même des organes génitaux.

La chaleur des téguments augmente plus ou moins, le pouls acquiert de la force et de la fréquence. La peau est en outre le siége d'un prurit insupportable sans qu'on y remarque aucune lésion appréciable ; d'autres fois, elle présente à sa surface diverses éruptions tels que prurigo, urticaire et cozéma.

A plus haute dose, le poison excite des vomissements ou tout au moins des nausées ; la bouche est sèche ; il y a de la soif et de la constipation ; la sécrétion urinaire est diminuée, ou même suspendue. Les malades tombent dans un profond assoupissement ; leurs yeux sont immobiles et injectés ; la pupille est souvent contractile et même resserrée, chez d'autres elle est large et immobile ; les membres sont dans la résolution ; la respiration est libre, souvent pénible, stertoreuse, entrecoupée ; la face est pâle ou violacée ; le pouls large, dur, lent ou bien petit et fréquent ; la peau souvent froide, marbrée et couverte de sueurs. Quelques malades éprouvent de temps en temps de la roideur et des convulsions ; la mort survient en général dans le coma ou avec des symptômes d'asphyxie.

Dans l'empoisonnement par la morphine et ses sels, on

observe à peu près les mêmes accidents que dans l'empoisonnement par l'opium. Cependant, il est quelques phénomènes qu'on rencontre plus spécialement dans le premier cas ; ce sont : les nausées, la sécheresse de la bouche, les vomissements qui sont bilieux, le prurit qui est toujours intense, les sueurs abondantes, le resserrement des pupilles qui aurait lieu dix-huit ou dix-neuf fois sur vingt, la diminution ou la suspension de la sécrétion urinaire, surtout chez l'homme. La belladone produit tous les accidents des narcotiques ; mais l'empoisonnement par cette plante est surtout remarquable par la dilatation constante de la pupille et par divers troubles nerveux, qui, sans être constants, se remarquent du moins dans quelques cas ; tels sont : l'aphonie, les mouvements spasmodiques, un délire apyrétique, ordinairement gai, extravagant, parfois furieux, sans signes de congestion cérébrale s'accompagnant souvent d'illusions ou d'hallucinations de la vue ou de l'ouïe ; ces phénomènes sont suivis d'assoupissement, et quelquefois ils alternent avec ce dernier.

L'empoisonnement par les baies de belladone est très rarement mortel, mais beaucoup de malades conservent pendant plusieurs semaines des vertiges, des tremblements et des troubles de la vision.

**Préparations les plus usitées.**

Opium pulvérisé.
Extrait d'opium.
Teinture d'opium.
Laudanum de Sydenham.
Laudanum de Rousseau.
Morphine et ses composés.

BOITE DE SECOURS. — *Contrepoison : tanin (n° 7 du tableau).*

### Secours à donner.

Il faut se hâter d'expulser le poison en administrant 15 à 25 centigrammes d'émétique ; d'autres préfèrent le sulfate de zinc ou de cuivre (40 centigrammes).

Si le poison a été introduit dans le rectum, on donne un lavement purgatif. On a attribué à plusieurs corps la propriété d'être antidotes de l'opium ; ces principaux sont : le tanin, la noix de galle, la teinture d'iode, la solution de brome, de chlore, le camphre, substances dont l'utilité est très douteuse.

Le café en infusion n'est pas non plus un contre-poison, mais il est très utile pour combattre l'état de collapsus. Employez, pour le reste du traitement, les émollients, les frictions et les émissions sanguines. Cette dernière partie du traitement doit être réservée au médecin.

### OPIUM.

L'opium est le suc épaissi, concrété, du pavot somnifère qui croît en abondance en Orient. Le nom d'opium vient de ὀπός, suc. Le pavot est originaire de l'Orient où il croît en grande abondance ; plante de culture facile, que l'on a pu avec succès naturaliser en Europe. Dans le commerce, on en connaît trois sortes principales : l'opium d'Egypte, l'opium de Constantinople, l'opium de Smyrne. L'opium, ses préparations, ses produits, ont été souvent utiles dans l'insomnie, les névralgies, le rhumatisme, la sciatique, la plupart des névroses, l'hystérie, l'épilepsie, l'hydrophobie, les convulsions. On l'emploie tous les jours contre les diarrhées aiguës et chroniques, les dyssenteries, le choléra sporadique, les vomissements spasmodiques, les fièvres intermittentes et éruptives, les affections syphilitiques et cancéreuses. Du reste, il est peu de maladies aiguës ou chroniques où l'opium ne rende de grands services, soit en calmant la douleur, soit en émoussant l'excès de sensibilité, ou en diminuant l'éréthisme nerveux.

### MORPHINE.

Ce principe, le plus actif de l'opium, exerce sur l'économie une très grande influence narcotique. Les sels, l'acétate, le sulfate, le citrate, l'hydrochlorate, sont plus fréquemment employés à cause de leur plus grande solubilité. Ils jouissent des mêmes propriétés que l'opium. Il existe encore deux autres principes actifs : la codéine et la narcotine.

L'emploi de l'opium et de ses composés doit être réservé uniquement au médecin.

---

### EMPOISONNEMENT PAR L'ACIDE PRUSSIQUE.

#### Signes de l'empoisonnement.

L'acide cyanhydrique est le poison qui agit le plus promptement à plus faible dose : c'est de tous les poisons connus le plus actif ; il tue parfois instantanément. Une seule goutte peut faire périr un chien après deux ou trois inspirations.

Lorsque la mort n'est pas instantanée, le malade éprouve des vertiges, des bâillements, de la dyspnée ; il tombe privé de connaissance, et le plus souvent de sentiment et de mouvement. La pupille est fixe, dilatée ; la respiration bruyante, difficile ; une écume sanguinolente sort de la bouche ; le pouls est petit, fréquent, la peau froide, les mâchoires sont serrées ; il y a parfois des mouvements convulsifs violents. La mort arrive au bout de quelques secondes, ou après quelques heures, dans un coma profond.

BOITE DE SECOURS. — *Contrepoison : alcali volatil (n° 9 du tableau).*

### Secours à donner.

Des expériences nombreuses ont prouvé que le chlore était l'antidote de l'acide cyanhydrique. On mêle une partie de chlore liquide concentré à quatre parties d'eau; on met une éponge imbibée de ce liquide sous le nez, sur la bouche ou sur les tempes et les joues. A défaut de chlore, on emploie l'ammoniaque, ou plutôt une eau légèrement ammoniacale, comme le veut M. Orfila (dix à douze gouttes dans un verre d'eau), qu'on fait inspirer, ou bien on frictionne avec ce liquide la surface du corps et surtout les tempes. L'ammoniaque n'agit ici en vertu d'aucune action chimique, mais seulement comme stimulant du système nerveux.

On emploiera aussi les affusions froides ; on fera ces affusions en versant sur la tète et sur le rachis de l'eau la plus froide possible ; puis on placera sur la tête une vessie contenant de la glace.

Inutile de dire que si le poison existait encore dans l'estomac au moment où l'on est appelé, on devrait administrer aussitôt un émétique énergique. L'eau de laurier-cerise prise en grande quantité, le cyanure de potassium à la dose de quelques centigrammes seulement et les amandes amères, agissent exactement comme l'acide cyanhydrique.

## ACIDE HYDRO-CYANIQUE OU PRUSSIQUE.

L'acide prussique est un liquide incolore, d'une odeur très prononcée d'amandes amères, d'une saveur légèrement âcre. Les expériences de Millon nous ont fait voir l'acide prussique doué d'une propriété de contact fort remarquable. Ainsi, par sa seule présence, en quantité même extrêmement petite, il empêche l'oxygénation de certains composés. Or, la respiration consistant essentiellement dans une série de combustions, on s'est demandé si les effets foudroyants de l'acide prussique ne seraient pas dus à.l'anéantissement instantané des phénomènes chimiques qui s'accomplissent dans l'économie sous l'influence de l'oxygène.

L'acide hydrocyanique a été reconnu par plusieurs chimistes dans les végétaux; de ce nombre sont : l'écorce du merisier à grappes, les feuilles du laurier-cerise, les feuilles et les fleurs du pêcher, les fruits amers de l'amandier, les amandes de cerises, de prunes. M. Chevallier croit l'avoir reconnu dans les fleurs de sureau.

Cet acide ne doit être donné intérieurement qu'avec les plus grandes précautions. Pour retrouver l'acide prussique dans un cas d'empoisonnement, on se sert du sulfate de fer qui donne avec cet acide, saturé d'abord par un alcali, un précipité blanc (hydrocyanate de fer — bleu de Prusse).

---

## EMPOISONNEMENT PAR LES BOISSONS ALCOOLIQUES.

L'alcool et les boissons fermentées doivent être rangés plutôt dans la classe des narcotiques que dans celle des narcotico-âcres, comme on le fait assez généralement. L'intoxication alcoolique détermine trois ordres d'accidents qui sont : l'ivresse, le delirium tremens et la combustion spontanée.

### DE L'IVRESSE.

L'ingestion des liqueurs fermentées produit d'abord une activité insolite de la circulation, la température s'élève, les sueurs et les sécrétions sont activées, les facultés intellectuelles s'exercent avec plus d'énergie et l'individu éprouve un état de bien-être. A un degré plus avancé, l'exaltation cérébrale est telle que la raison et la volonté ont déjà perdu leurs droits : c'est l'ivresse qui commence et dont le caractère varie suivant les individus. Ainsi, les uns ont une loquacité extraordinaire, une joie bruyante, extravagante ; d'autres sont méchants, querelleurs, leur fureur peut être portée jusqu'à la manie, tandis qu'un certain nombre éprouvent, au contraire, de la tristesse et de la mélancolie.

Diminution dans la contractilité musculaire, mouvements incertains, marche chancelante. Beaucoup ont des nausées et des vomissements ; il y a de l'accablement et les individus obéissent à un sommeil irrésistible. Si la quantité d'alcool ingéré est considérable, on observe un véritable état comateux ; la face est rouge, violacée ; les yeux sont saillants et les membres dans une résolution complète.

#### Secours à donner.

BOITE DE SECOURS. — *Contrepoison : alcali volatil (n° 9 du tableau).*

Le plus souvent, les personnes ivres n'ont besoin que de repos. On devra seulement favoriser ou même provoquer le vomissement ; car l'expulsion des alcooliques renfermés dans l'estomac, et qui n'ont pas encore eu le temps d'agir, abrège beaucoup la durée de l'ivresse. On a dit qu'on pouvait aussi dissiper assez promptement cet état en donnant 6 à 8 gouttes d'alcali volatil dans un verre d'eau sucrée ; mais beaucoup de médecins n'ont obtenu aucun effet utile, même en triplant cette dose ; d'autres conseillent l'eau vinaigrée, l'eau salée et surtout le café, qui, je crois, est l'agent le plus efficace, surtout quand l'ivresse ne fait que commencer.

### DELIRIUM TREMENS.

On nomme delirium tremens une variété de délire provoquée par l'abus des liqueurs spiritueuses ou fermentées et qui indépendamment du désordre des fonctions intellectuelles, est encore caractérisée par le tremblement des membres et des lèvres, par l'embarras de la parole et par une insomnie opiniâtre. Le delirium tremens se déclare quelquefois brusquement à la suite d'une orgie chez des sujets qui n'en font point habituellement ; ou bien il naît peu à peu chez des ivrognes de profession.

Chez presque tous, on observe dès le début un tremblement des lèvres et des membres supérieurs et inférieurs ; leur démarche est incertaine, la voix est saccadée, les malades sont privés de sommeil et, si parfois ils s'assoupissent, ils sont tourmentés par des rêves bizarres et par des visions. Le pouls est lent, il y a souvent de la soif, de l'inappétence, de la constipation et des vomissements bilieux. Après plusieurs rechutes, beaucoup de dipsomanes deviennent aliénés ; ils tombent alors rapidement en démence et finissent par succomber avec une paralysie générale.

### Secours à donner.

Si l'accès débute après une orgie, il faut faire vomir l'individu pour empêcher l'absorption des liquides encore contenus dans l'estomac. L'opium a été longtemps regardé comme un spécifique du delirium tremens ; cependant, ce remède échoue assez souvent. On a conseillé de remplacer l'opium par l'infusion de digitale (4 grammes dans 190 grammes véhicule). En donner une cuillerée à bouche toutes les heures.

Esquirole Georget et récemment M. Calmeil ont conseillé de n'opposer au delirium trémens qu'une médication douce, presque spectante.

### DE LA COMBUSTION SPONTANÉE.

On nomme combustion humaine spontanée la combustion ou l'incinération partielle ou totale du corps humain, dont la cause semble résider dans un état particulier de l'organisme qui nous est inconnu.

### Secours à donner.

On est obligé de laisser les parties pendant plusieurs heures dans l'eau froide, des simples affusions froides, loin d'éteindre le feu, ne faisant que l'activer.

# TROISIÈME CLASSE

## POISONS NARCOTICO-ACRES.

---

### EMPOISONNEMENT PAR LES NARCOTICO-ACRES.

Dans les empoisonnements par les narcotico-âcres, on observe à la fois le narcotisme et des symptômes phlegmasiques du côté des surfaces sur lesquelles le poison a été appliqué. Les substances qui déterminent le plus souvent ce genre d'empoisonnement sont : le tabac, la strychnine et surtout certains champignons, tels que la fausse orange, plusieurs espèces d'agarics. Les accidents produits par les narcotico-âcres sont moins uniformes que ceux que les narcotiques déterminent. On observe, en effet, dans les premiers, des variations nombreuses. Ainsi des symptômes qui prédominent dans certains cas manquent dans d'autres.

Voilà pourquoi nous allons, à l'exemple de M. Orfila, établir quelques groupes dans cette classe de poisons.

1° La seille, l'œnanthe, l'ellébore, la vératrine, la colchique, le datura-stramonium, le tabac, la digitale, le varaire, les diverses espèces de ciguës, le laurier-cerise, le mouron des champs, l'aristoloche, la rue, le cyanure d'iode sont des poisons narcotico-âcres qui enflamment les surfaces avec lesquelles on les met en contact comme le font les irritants, et qui produisent sur le sang, sur le système nerveux et sur les poumons, des altérations analogues à celles que les narcotiques développent. Les symptômes qu'ils déterminent ont été résumés ainsi qu'il suit, par M. Orfila : agitations, cris aigus, délire plus ou moins gai, mouvements convulsifs des muscles de la face, des mâchoires et des membres ; pupilles contractées, dilatées ou à l'état naturel ; pouls fort fréquent, régulier ou petit, lent, irrégulier ; douleurs plus ou moins aiguës à l'épigastre et dans diverses parties de l'abdomen ; nausées, vomissements opiniâtres, déjections alvines.

### Secours à donner.

Les règles générales à observer dans ce genre d'empoisonnement consistent : 1° à expulser le poison par l'émétique et les boissons abondantes, s'il est dans l'estomac ; par des lavements purgatifs, s'il est contenu dans l'intestin ;

2° Le poison expulsé, on combattra le narcotisme par les boissons acidules, les potions éthérées ammoniacales, par l'infusion de café, ainsi que les lotions et aspersions froides ;

3° On remédiera aux symptômes inflammatoires par les émissions sanguines.

Dans l'empoisonnement par la strychnine ou par la noix vomique, il faut, indépendamment des indications précédentes, recourir à l'insufflation pulmonaire pour empêcher l'asphyxie. M. Orfila veut qu'on emploie aussi l'eau chlorée. Il faut, avant tout, débuter par un vomitif.

La brucine, la fève de saint Ignace, la fausse angusture et la coque du Levant, sont des poisons qui agissent à peu près comme la strychnine ; nous ne parlerons

donc point en détail de l'empoisonnement par ces substances. Il en est de même du camphre qui, pris à forte
dose, peut enflammer, corroder, ulcérer les tissus de
l'estomac, et dont l'absorption est suivie de convulsions
tétaniques horribles, de refroidissements du corps; enfin,
la mort arrive par cessation de la respiration, ou du
moins par suite de la gêne extrême que cette fonction
éprouve.

### CHAMPIGNONS VÉNÉNEUX.

On cite quelques cas où les champignons ont agi seulement tantôt comme irritants des organes digestifs ,
tantôt comme narcotiques ; cependant presque toujours
ces deux effets se combinent. Ainsi, deux ou trois heures
après l'injestion du poison , quelquefois plus tard (six,
douze, vingt-quatre , trente-six heures, chose rare), les
malades éprouvent du malaise , des douleurs épigas-
triques , des défaillances ; ils ont des nausées , des renvois fétides avec sentiment de constriction à la gorge;
bientôt ils vomissent; le ventre se ballonne, devient douloureux ; il y a des selles liquides ; les évacuations peuvent être aussi copieuses que dans le choléra. Le pouls
est petit, irrégulier, les traits sont altérés ; il y a des
sueurs froides ; quelques malades délirent , d'autres
tombent dans le coma ou ont des convulsions , et succombent en douze , vingt-quatre ou trente-six heures.
Dans quelques cas , les symptômes nerveux appa-
raissent; les malades succombent alors promptement à
des accidents cérébraux : convulsions atroces , délire
violent remplacé bientôt par un état apoplectique.

BOITE DE SECOURS. — *Contrepoison : éther sulfurique (n° 10 du tableau).*

**Secours à donner.**

Le traitement à opposer est celui qui convient aux autres narcotico-âcres. Ainsi : 1° expulsion du poison; 2° administration des acidules et de l'éther sulfurique quand le poison a été rejeté.

On a préconisé aussi la décoction de noix de Galle et le tanin.

---

# QUATRIÈME CLASSE

### DES POISONS SEPTIQUES.

Les poisons septiques sont ceux qui étant absorbés modifient profondément la constitution du sang et déterminent cette série d'accidents dits de putridité par les anciens, tels que syncopes, adynamie, hémorragies passives, gangrène. Les principaux poisons de ce groupe sont les matières animales en putréfaction, le seigle ergoté, les maïs altérés, le gaz des fosses d'aisance; nous y joindrons encore les venins et les virus qui pour la plupart agissent, en effet, à la manière des substances putrides. Les matières animales putréfiées pénètrent dans l'économie de trois manières différentes : tantôt c'est à l'état de vapeur; elles sont alors entraînées dans l'estomac comme aliment. Enfin, dans quelques cas, elles sont absorbées par la peau dénudée ou à la suite d'une solution de continuité, comme on le voit chez ceux qui se piquent en disséquant.

---

EMPOISONNEMENT PAR LES MATIÈRES PUTRIDES PRISES COMME
ALIMENTS.

## Signes de l'empoisonnement.

Ce genre d'empoisonnement, rare parmi nous, est au
contraire très fréquent en Allemagne. Il est surtout dé-
terminé par les viandes fumées, par les boudins et
autres préparations vendues par les charcutiers.

Douze ou vingt-quatre heures après les repas, les individus dont je parle, ressentent des douleurs épigastri-
ques; ils ont des nausées, des vomissements, des selles
fétides, la vue est trouble, les pupilles sont dilatées ; il
y a des vertiges, de l'aphonie, une faiblesse extrême,
des palpitations, des syncopes, et la mort arrive.

BOITE DE SECOURS. — *Contrepoison : éther sulfurique (n° 10 du tableau).*

### Secours à donner.

Quand un individu a mangé les substances altérées
dont nous venons de parler, il faut se hâter d'en provoquer l'expulsion à l'aide de l'émétique et de l'ipeca-
cuanha ou d'un purgatif doux, puis on combat les accidents nerveux par les boissons éthérées et aromatiques.

---

EMPOISONNEMENT PAR L'ERGOT DE SEIGLE.

Lorsque la farine de seigle, mêlée à une quantité plus
ou moins considérable d'ergot, est employée comme
aliment, elle produit une maladie grave, caractérisée

tantôt par des mouvements convulsifs, tantôt par la gangrène des extrémités. Cet ensemble d'effets pernicieux a reçu le nom d'ergotisme.

Le grand nombre de populations qui de tout temps ont fait du seigle leur principale nourriture, la fréquence de l'ergot dans cette céréale, doivent porter à penser que l'ergotisme a régné de temps immémorial. On a prétendu en trouver quelques faibles traces dans Ovide, dans les Commentaires de César et dans les œuvres de Gallien ; mais les passages de ces auteurs sont très obscurs, et nous en laissons l'interprétation à de plus érudits que nous.

Beaucoup rapportent aussi à l'ergotisme une ou plusieurs des maladies qui ont régné épidémiquement dans le moyen âge, surtout du X$^e$ au XIV$^e$ siècle, et qui sont connues sous les noms de feu sacré ou mal des ardents, de feu Saint-Antoine.

### Signes de l'empoisonnement.

Les malades accusent du malaise, du brisement dans les membres ; leur sommeil est agité, ils ont des douleurs dans le dos et les jambes, des mouvements convulsifs, des fourmillements, des crampes ou des cuissons passagères dans les jambes et les pieds. Les symptômes nerveux produits par l'ergotisme ne diffèrent pas de ceux qu'on rencontre dans divers autres états morbides.

### Secours à donner.

On n'est pas encore bien fixé sur le traitement le plus convenable à opposer à l'ergotisme. On a vanté les évacuants, les sudorifiques, les diurétiques, dans le but d'expulser le poison par les divers émonctoires de l'économie. L'opium a été préconisé.

Nota. — Tout porte à penser que l'ergot ingéré dans le corps est absorbé et que l'action délétère qu'il exerce est consécutive à une altération du sang.

---

### EMPOISONNEMENT PAR LES VENINS.

On entend par venin un liquide secrété par certains animaux dans l'état de santé, et qui, déposé dans un réservoir spécial, leur sert de moyen d'attaque et de défense. Les animaux venimeux sont ceux qui, armés de ce poison, le déposent dans nos tissus après les avoir déchirés ou mordus. Les animaux qui déterminent le plus communément les empoisonnements dont nous parlons sont : la vipère, le serpent à sonnettes et quelques insectes.

---

### EMPOISONNEMENT PAR LE VENIN DE LA VIPÈRE.

#### Signes de l'empoisonnement.

La personne qui est mordue par une vipère éprouve à l'instant une douleur vive, cuisante, qui comme un trait de feu, s'étend du point mordu dans tout le membre, celui-ci se gonfle rapidement ; en même temps le pouls s'accélère et se concentre ; le blessé éprouve des angoisses, des faiblesses de la dyspnée ; des sueurs froides et des digestions bilieuses ; bientôt une teinte ictérique survient. Ces accidents sont plus ou moins graves et plus ou moins rapides. Dans leur marche, toutefois, il est rare qu'ils aient une issue funeste.

Fontana qui a fait sur le venin de la vipère plus de six mille expériences, estime que la mort n'a peut-être pas lieu une fois sur cent.

Toutes choses égales d'ailleurs, le poison de la vipère paraît plus actif en été qu'au printemps ; une constitution faible et la frayeur augmentent aussi beaucoup les dangers de la maladie. La morsure de la vipère rouge est la plus dangereuse.

Les accidents dont nous venons de parler sont produits par l'introduction dans la plaie d'un venin particulier que l'animal porte dans deux réservoirs placés à la base de deux dents de la machoire supérieure, dents courbes et mobiles, offrant un canal central par lequel le poison est instillé dans la plaie.

BOITE DE SECOURS. — *Contrepoison : alcali volatil (n° 9 du tableau).*

### Secours à donner.

Aristote et surtout Belse et Pline ont beaucoup recommandé de sucer la plaie faite par les dents de la vipère ; celui qui le fait ne court aucun péril, lors même qu'il avalerait sa salive. Le plus souvent, cependant, on se borne à mettre une ligature au-dessus de la plaie ; puis, si on en a les moyens, on place celle-ci dans le vide d'une ventouse et on s'applique enfin à détruire le poison dans le point où il a été inoculé.

Il suffit ordinairement pour cela d'instiller dans la plaie quelques gouttes d'ammoniaque et de la recouvrir d'un plumasseau ou d'une compresse imprégnée d'un liquide résolutif. On administrera, à l'intérieur, les cordiaux, les stimulants qui sont généralement considérés comme jouissant d'une grande efficacité. On a surtout préconisé l'ammoniaque ou l'eau de Luce, dont on donne de quatre à seize gouttes au blessé, dans un peu d'eau sucrée, toutes les deux heures.

EMPOISONNEMENT PAR LE POISON DES SERPENTS A SONNETTES.

Les serpents à sonnettes qu'on rencontre en si grand nombre dans le Paraguay, sont de tous les animaux venimeux, ceux dont la morsure détermine les accidents les plus graves.

### Signes de l'empoisonnement.

Dans la plupart des cas, les malades éprouvent aussitôt après avoir été mordus, un malaise extrême, une grande anxiété, de la prostration ; le pouls s'accélère et devient irrégulier ; il y a de la céphalalgie, des vertiges, des mouvements convulsifs ; la soif est brûlante ; il survient des vomissements, de la diarrhée, des sueurs froides abondantes. Quelquefois la mort est instantanée.

### Secours à donner.

Cautériser fortement la plaie, donner le camphre et l'éther contre les accidents nerveux ; le quinquina, les cordiaux contre la prostration.

# CHAPITRE II

—

## DES INSECTES VENIMEUX

La grande classe des insectes ne fournit guère dans notre climat, comme individus venimeux que l'abeille, le frelon, la guêpe, le cousin et quelquefois le scorpion.

### Signes de l'empoisonnement.

L'abeille, la guêpe, le frelon, en piquant la peau, laissent souvent dans la plaie leur aiguillon armé quelquefois de la vésicule qui contient le venin.

Cette piqûre occasionne communément une douleur cuisante, suivie d'une tuméfaction adémateuse considérable ; la peau tuméfiée est généralement blanche, quelquefois érysipélateuse, excepté au niveau de la piqûre, où il existe une petite induration, surtout si l'aiguillon est resté dans la plaie. Ces accidents sont presque toujours légers, et cèdent spontanément après un ou plusieurs jours. On cite pourtant quelques cas où la piqûre d'une seule guêpe a pu déterminer la mort.

BOITE DE SECOURS. — *Contrepoison : alcali volatil (n° 9 du tableau).*

### Secours à donner.

Des lotions vinaigrées, ammoniacales d'eau de goulard, d'eau salée, d'urine, les sucs de persil, les onctions huileuses sont les principaux moyens qu'il convient d'employer.

On recherchera aussi avec soin si l'aiguillon n'est pas resté dans la plaie : dans ce cas, on coupera avec des ciseaux tout ce qui forme saillie sur la peau, en évitant avec soin d'appuyer sur la vésicule, pour ne pas la vider dans la plaie, puis on procédera à l'extraction de l'aiguillon.

### PIQURE DES COUSINS.

Les cousins sont des insectes incommodes, mais dont la piqûre n'offre jamais de danger. On calme la cuisson par des lotions d'eau fraîche vinaigrée.

### PIQURE DU SCORPION.

Dans nos pays la piqûre du scorpion est sans danger ; on cite pourtant quelques exemples où un pareil accident aurait produit un état adynamique assez grave avec fièvres, vomissements, tremblement et gonflement douloureux du membre blessé.

On emploie le même traitement que pour la blessure de la vipère.

### MORSURE DE LA TARENTULE.

On a supposé pendant des siècles que la morsure de la tarentule produisait une maladie singulière, caractérisée par un besoin immodéré de danser (tarentisme) ; mais il est prouvé que la morsure de cet animal ne produit que quelques accidents locaux de peu d'importance.

Le tarentisme, tel qu'il est décrit dans tous les anciens ouvrages, est une maladie qui n'existe réellement pas.

## DES VIRUS.

On donne le nom de virus au produit d'une sécrétion morbide accidentelle, produit invisible, insaisissable, ayant ordinairement pour véhicule le pus, le mucus, une matière séreuse ou le sang. Les virus mis en contact avec un corps sain, y déterminent une série de phénomènes morbides qui ont pour effet la reproduction du même agent, lequel peut ainsi se transmettre d'une manière indéfinie.

---

## DE LA RAGE.

La rage est une maladie virulente qui est toujours communiquée à l'homme par cetaines espèces d'animaux, spécialement le genre *canis*, et qui est surtout caractérisée par l'horreur des liquides, par un état de spasme des muscles respiratoires, par un crachotement continuel, et souvent par des mouvements convulsifs qui reviennent sous forme d'accès.

L'horreur que les malades éprouvent pour toute espèce de boissons, et l'impossibilité de les avaler étant un des symptômes prédominants, on désigne la rage sous le nom d'hydrophobie, de (ὕδωρ, eau, et φόβος, horreur). La rage est une des maladies qui depuis dix-huit siècles ont le plus excité l'attention des médecins. (La rage n'est jamais spontanée chez l'homme.)

### Signes de la rage.

L'horreur des liquides, la respiration entrecoupée, le crachotement, sont des phénomènes qui, réunis, ne permettent d'élever aucun doute sur la nature de la maladie. On arrive facilement au diagnostic par l'étude des complications et des symptômes concomliants.

Pour prévenir la rage, il faut se hâter de détruire le poison dans le lieu où il a été déposé. Si on était témoin de l'accident, il faudrait aussitôt appliquer une ligature très serrée entre la plaie et le cœur, ou mieux encore cautériser la plaie avec le chlorure d'antimoine ou beurre d'antimoine.

BOITE DE SECOURS. — *Contrepoison : beurre d'antimoine (n° 1É du tableau).*

Toute excoriation, quelque superficielle qu'elle soit, devra être brûlée.

Pour que la cautérisation soit efficace, on doit la faire le plus tôt possible, et détruire entièrement toutes les parties touchées par le virus.


### APPENDICE.

Conditions dans lesquelles la maladie survient chez le chien.


Les chiens enragés commencent d'abord par être tristes, ils perdent l'appétit. On remarque certains changements dans leurs habitudes : bientôt ils fuient la maison de leur maître ; ils courent de toutes parts, la tête basse, le poil hérissé ; ils grognent ; leurs lèvres sont couvertes d'une bave écumante ; ils mordent les personnes et les animaux qui sont sur leur passage, mais sans paraître les rechercher ; ils fuient l'eau de temps en temps, leur marche est interrompue par des convulsions ; enfin, la mort arrive brusquement comme chez l'homme.


## DE LA PUSTULE MALIGNE.

La pustule maligne est une affection virulente transmise à l'homme par certains animaux domestiques, et

6

qui est caractérisée par une inflammation gangréneuse des téguments, s'étendant rarement au-dela du tissu cellulaire.

### Signes.

Le début de cette affection est marqué par un prurit ou un picotement vif et passager; bientôt il se forme une vésicule du volume d'un grain de millet, qui s'ouvre spontanément. Un peu plus tard, un noyau dur, lenticulaire sans saillie, se développe dans l'épaisseur de la peau; le prurit reparaît plus incommode, avec chaleur, cuisson, érosion; la peau s'engorge, devient luisante; l'induration centrale prend un aspect brun, en un mot, les caractères de l'escarre. Plus tard, la partie malade s'engourdit et devient pesante, la peau tendue est résistante, élastique; enfin, la gangrène continue ses progrès, et si on n'y apporte le remède, des symptômes généraux très fâcheux se développent.

BOITE DE SECOURS. — *Beurre d'antimoine* (n° 11 *du tableau*).

### Secours à donner.

Se hâter de cautériser les parties malades avec le beurre d'antimoine, ou mieux encore avec le caustique de Vienne ou le fer rouge; combattre ensuite par un traitement approprié l'état général et les complications.

---

## DU CHARBON MALIN.

Le charbon malin est une maladie caractérisée par une tumeur ordinairement peu saillante, très dure, fort douloureuse, d'un rouge vif, présentant à son centre des vésicules ou des pustules livides bientôt remplacées par une escarre noire comme du charbon. Il survient ordinairement dans les mêmes conditions que la pustule maligne ; mais il en diffère cependant en ce que le charbon se développe spontanément chez l'homme, ce qui n'arrive jamais pour la pustule maligne. Le charbon malin s'accompagne toujours d'accidents très graves qui se terminent le plus ordinairement par la mort.

BOITE DE SECOURS. — *Contrepoison : beurre d'antimoine (n 11 du tableau).*

### Secours à donner.

A défaut du beurre d'antimoine, cautériser le centre de la tumeur avec le fer rouge; avoir recours aux cataplasmes et insister sur les frictions mercurielles. La pustule maligne et le charbon malin étant deux maladies extrêmement graves, il ne faut rien négliger pour hâter l'arrivée du médecin.

---

### DE L'ASPHYXIE EN GÉNÉRAL.

Pris dans son sens étymologique, le mot asphyxie signifie absence du pouls; mais l'usage l'a consacré depuis longtemps pour désigner la mort apparente provenant primitivement de la suspension des phénomènes respiratoires, ou mieux encore de la suspension de l'hématose. Connue de tout temps, l'asphyxie n'a pourtant été étudiée d'une manière convenable que dans le siècle dernier.

On peut ranger les asphyxies en deux grandes classes, eu égard à leurs causes occasionnelles. Dans une première classe seront mises les asphyxies produites parce qu'un fluide élastique a cessé de pénétrer dans les poumons ; dans la seconde, seront toutes celles qui sont déterminées par la pénétration dans les vésicules pulmonaires d'un gaz impropre à l'hématose.

La première classe d'asphyxie survient lorsque le corps est plongé dans un milieu autre qu'un fluide élastique : c'est ce qui a lieu, par exemple, dans un liquide quelconque.

La deuxième classe d'asphyxie comprend toutes celles qui sont produites par l'inspiration d'un fluide élastique autre que l'air atmosphérique ou l'oxygène.

### Signes de l'asphyxie.

La suspension de la respiration ou plutôt de l'hématose s'accompagne de troubles particuliers. Ainsi, les individus éprouvent d'abord un sentiment d'angoisse inexprimable ; ils accusent une constriction pénible vers le larynx et le sternum ; leur thorax est agité de mouvements violents ; ils ont des bâillements ; bientôt les centres nerveux participent aux troubles fonctionnels ; il survient de la pesanteur de tête, des vertiges, des éblouissements et des tintements d'oreilles ; l'intelligence est affaiblie, les fonctions sensoriales obtuses se suspendent bientôt ; en même temps, les muscles cessant de pouvoir se contracter, l'individu reste sans mouvement et tombe s'il est debout. La face est tuméfiée, bleuâtre ; les lèvres sont gonflées et violettes, les yeux humides et saillants, les conjonctives injectées ; les veines jugulaires sont distendues par du sang ; le nez, les oreilles, les mains et les pieds ont une teinte violacée ; les battements du cœur, inégaux, intermittents, s'affaiblissent de plus en plus ; enfin les mouvements respiratoires, toujours plus rares, finissent bientôt par se suspendre tout à fait et sont presque aussitôt suivis de la cessation des battements du cœur. Le malade est alors dans une immobilité complète et son état ne diffère de la mort que par la conservation de la chaleur animale et par l'absence de toute raideur.

La plupart des individus chez lesquels l'asphyxie est complète, succombent si on ne se hâte d'employer les moyens propres à les rappeler à la vie.

Si l'hématose est suspendue pendant cinq ou six minutes, il est bien rare qu'on puisse ranimer les malades. On a pourtant cité des faits nombreux d'individus qui ont pu, sans mourir, rester submergés, enfouis dans la terre ou pendus pendant quinze minutes, une demi-heure, quarante-huit heures et plus.

Lorsqu'on est assez heureux pour rappeler un asphyxié à la vie, on commence par sentir quelques mouvements à la région précordiale ; les côtes se soulèvent faiblement ; bientôt les pulsations du cœur sont distinctes ; le pouls devient perceptible et la respiration de plus en plus complète. Alors on voit la chaleur revenir peu à peu et la couleur cyanosée disparaître.

### Secours à donner.

On doit s'occuper d'abord à détruire ou à éloigner les causes qui ont produit l'asphyxie ; puis on emploiera divers moyens dont les uns sont applicables à toutes ou presque toutes les asphyxies, tandis que les autres sont spéciaux à certaines espèces.

Tout le monde est à peu près d'accord que, pour rappeler les asphyxiés à la vie, il faut ranimer les mouvements respiratoires et par suite l'action du cœur. On a conseillé dans ce but, d'exciter la chaleur en promenant des fers chauds à la surface du corps ; on fera, en outre, des frictions sèches ou irritantes sur le rachis et les muscles pectoraux ; on excitera les membranes muqueuses comme ayant la propriété de conserver long-temps leur irritabilité. On titille la luette, on fait brûler des allumettes soufrées sous le nez, on donne des lavements purgatifs ou simplement stimulants. Aucune boisson ne devra être administrée à un asphyxié que lorsque la déglutition sera devenue libre.

THÉORIE DE L'ASPHYXIE (Bichat).

Notre grand physiologiste reconnut que le sang non artérialisé a une vertu stupéfiante ; mais il démontra que ce sang n'arrête point, comme on l'avait dit, les contractions du cœur. Il prouva, au contraire, que continuant à se contracter quelque temps pendant l'asphyxie, le cœur lançait dans tous les organes un sang complétement noir, et qui était incapable d'entretenir leur action, soit qu'il ne fût pas assez stimulant, soit qu'il exerçât sur eux une influence délétère et presque toxique. D'après cette idée, l'asphyxie serait un phénomène général se développant en même temps dans tous les organes. Ceux-ci meurent donc simultanément, non par l'arrêt de la circulation, mais parce qu'ils cessent de recevoir du sang artériel.

**Des principales espéces d'asphyxies produites par un obstacle mécanique à l'introduction de l'air dans les poumons.**

1º Asphyxie par compression du thorax.

L'asphyxie par compression du thorax arrive chez les individus surpris sous des éboulements de terre, sous les décombres des maisons, ou bien encore chez ceux qui sont pressés au milieu d'une foule nombreuse ; dans tous ces cas, la mort peut être instantanée. La mort survient alors au milieu de tous les symptômes d'asphyxie, ainsi que le prouve d'ailleurs l'ouverture de leurs cadavres ; s'accompagnant d'une congestion considérable vers la tête. C'est ainsi que les vingt-trois individus qui, le 14 juin 1837, furent étouffés au milieu d'une foule, au Champ-de-Mars, présentaient tous une couleur violacée et des ecchymoses à la face, au cou, s'étendant même chez plusieurs, sur la poitrine.

### Secours à donner.

On tâchera de ranimer la respiration par les moyens ci-dessus indiqués, et on combattra la congestion cérébrale par la position presque verticale qu'on donne à la tête et par l'emploi de la saignée.

2° Asphyxie par strangulation et par suspension ou pendaison.

La strangulation consiste seulement dans la simple constriction du cou, ordinairement exercée à l'aide d'un lien.

Dans la pendaison, l'individu est en outre suspendu par le lien qui entoure et serre le cou.

Les pendus peuvent périr de quatre manières différentes, savoir : 1° par congestion cérébrale ; 2° par asphyxie ; 3° par congestion et par asphyxie à la fois ; 4° par lésion de la moelle épinière.

On a raconté une foule de sensations bizarres qu'éprouveraient les pendus avant de perdre connaissance ; mais il me paraît inutile d'entrer dans de longs détails ; je tiens seulement à rappeler qu'on ne doit jamais attendre l'arrivée de la justice pour détacher un pendu, et quelquefois lui sauver la vie. On sait que cette funeste coutume a coûté la vie à plus d'un qui aurait pu être sauvé.

### Secours à donner.

Les règles du traitement sont les mêmes que pour l'asphyxie par compression du thorax.

### 3° Asphyxie par submersion.

L'asphyxie par submersion est celle qui est produite lorsque la tête est plongée dans un liquide.

Dans la submersion ordinaire, l'individu, après avoir pénétré plus ou moins profondément dans l'eau, ne tarde pas à remonter à la surface, à l'aide des mouvements instinctifs qu'il exécute. La mort est plus ou moins rapide suivant une foule de circonstances encore mal appréciées, et qui tiennent souvent à des dispositions individuelles.

En général, on peut rappeler à la vie ceux dont la submersion n'a pas duré plus de quatre à cinq minutes ; mais si le séjour dans l'eau a été de quatorze à quinze minutes, les secours sont rarement utiles. Au-delà de ce terme le cas est à peu près désespéré, quoiqu'on cite pourtant des individus qui ont pu être ranimés au bout d'une demi-heure et même de trois quarts d'heure. Quant aux histoires d'individus qui auraient séjourné plusieurs heures et même plusieurs jours dans l'eau sans mourir, il est difficile d'y ajouter foi.

### Secours à donner.

Le noyé, à la sortie de l'eau, sera promptement déshabillé et essuyé avec du linge chaud. Sa tête sera élevée et un peu inclinée sur un des côtés pour faciliter la sortie des liquides contenus dans la bouche et les voies aériennes. On emploiera ensuite les moyens indiqués pour l'asphyxie en général. C'est surtout chez les noyés que l'on conseille les frictions sèches et aromatiques, les insufflations d'air et l'électricité.

Boite de secours. — *Eau de mélisse des Carmes (n° 12 du tableau).*

4° Asphyxie par l'acide carbonique.

On peut regarder comme étant empoisonnés par l'acide carbonique, ceux qui éprouvent des accidents graves en respirant la vapeur d'un four à chaux ou celle qui se dégage d'une cuve en fermentation. Les individus qui respirent cette vapeur, éprouvent de l'anxiété précordiale, des vertiges, des bourdonnements d'oreilles, des troubles de la vue, puis ils tombent. Quelques-uns meurent avec tous les symptômes de l'asphyxie.

Le gaz acide carbonique ne nuit pas seulement, comme le croyait Nysten, parce qu'il est impropre à la respiration, mais surtout parce qu'il a par lui-même une action toxique délétère.

### Secours à donner.

Le traitement consiste à porter le malade au grand air et à employer tous les remèdes que nous indiquerons en traitant de l'empoisonnement par la vapeur de charbon.

5° Asphyxie par la vapeur du charbon.

Le charbon de bois en combustion dégage un mélange d'azote, d'hydrogène carboné et d'acide carbonique ; ce dernier, peu abondant au commencement de la combustion, se produit surtout lorsque le charbon est parfaitement enflammé, tandis que le contraire a lieu pour l'hydrogène carboné.

### Signes.

Si les individus entraient brusquement au milieu d'une atmosphère fournie par la vapeur de charbon, ils périraient presque subitement avec des vertiges et suffoqués ; mais dans la plupart des cas l'action du poison est lente et graduelle.

Les individus placés dans une chambre dans laquelle du charbon est en ignition éprouvent d'abord de la pesanteur de tête, puis une céphalalgie vive avec sentiment de compression vers les tempes ; ils ont des vertiges, des bourdonnements d'oreilles et une grande propension au sommeil, bientôt la vue se trouble ; ils ont des palpitations ; la respiration est pénible, elle s'accompagne d'une grande anxiété et d'un sentiment de compression très pénible, le pouls s'accélère et s'affaiblit ; il y a quelquefois des nausées et des vomissements ; bientôt le malade tombe dans le coma.

### Secours à donner.

Indépendamment des moyens qui conviennent dans toutes les asphyxies, il en est encore quelques-uns qui sont plus spécialement indiqués dans l'intoxication par la vapeur du charbon. Nous citerons surtout l'exposition des malades à un air froid, les affusions froides ou même glacées.

Les purgatifs en lavement ont un effet avantageux.

Nota. — Il ne faut jamais désespérer et agir avec énergie et persévérance. On rapporte plusieurs cas d'individus qui n'ont été rappelés à la vie qu'après plus de trois heures de soins assidus.

6º Asphyxie par le gaz de l'éclairage.

Le gaz de l'éclairage est beaucoup plus délétère que l'acide carbonique. Il doit surtout ses propriétés au gaz oxyde de carbone qu'il renferme ; il agit d'abord sur le système nerveux et plus tard sur l'appareil respiratoire : ainsi les individus éprouvent de la céphalalgie, des vertiges, des nausées, des vomissements et un affaiblissement considérable. Bientôt il y a perte complète de connaissance avec mouvements convulsifs et paralysie du sentiment.

### Secours à donner.

On insistera sur les boissons légèrement stimulantes; on donnera un lavement purgatif et quelques révulsifs cutanés. Le traitement général des asphyxies fournira les autres moyens.

7º Asphyxie par les gaz des fosses d'aisances, des égouts,
des puits et des mines.

Il se dégage des fosses d'aisances plusieurs espèces de gaz par suite des décompositions et réactions chimiques qui s'opèrent dans les matières qui y séjournent. Ces gaz sont surtout : l'hydrosulfate, le carbonate d'ammoniaque, l'acide sulfhydrique, l'azote, l'acide carbonique, le gaz ammoniacal et parfois aussi l'hydrogène phosphoré. Cependant ce mephitisme des fosses d'aisances est produit spécialement par l'hydrosulfate d'ammoniaque et par l'acide sulfhydrique.

### Signes.

Les symptômes produits par le mephitisme des fosses varient suivant la proportion des gaz délétères et suivant les dispositions organiques des individus qui y sont exposés.

Douleurs atroces à l'épigastre, aux articulations et à la tête; resserrement pénible à la gorge; nausées, défaillances et enfin symptômes de l'asphyxie.

### Secours à donner (chlore).

Déshabiller promptement le malade, l'exposer à l'air et le frictionner. On fera sur son corps des aspersions d'eau froide et vinaigrée; on donnera des lavements purgatifs. On a beaucoup vanté le chlore, soit comme excitant, soit plutôt encore comme pouvant neutraliser le gaz hydrogène sulfuré non encore absorbé. On donnera ensuite quelque boisson excitante, acidulée ou antispasmodique. Nous ne dirons rien de particulier sur le méphitisme des égoûts, des puits, des houillères, des mines, les symptômes étant les mêmes que pour le méphitisme des fosses d'aisances et le traitement ne présentant non plus rien de particulier.

BOITE DE SECOURS. — *Chlorure de soude liquide* (n° 13 *du tableau*).

(Si l'asphyxie a eu lieu dans une fosse d'aisance on arrose le corps de l'asphyxié avec de l'eau chlorurée. — Une cuilerée de chlorure par litre d'eau. — S'emploie aussi comme désinfectant.

## DES EFFETS DU FROID.

Les effets du froid ont donné lieu à des discussions qu'une erreur de mots a seule entretenues. Dans le langage ordinaire, nous avons l'habitude de parler du froid comme d'une force énergique, positive et active, tandis que la physique ne voit en lui que l'expression d'une décroissance relative de la température. Car tout degré de température désigné par le terme de froid est encore de la chaleur. Le mot froid indique seulement l'impression reçue par nos sens affectés de la présence d'un corps qui contient une quantité de calorique inférieure à la température du corps humain.

Le premier effet de certains degrés de froid appliqué au corps humain est l'affaiblissement de la circulation par l'intermédiaire des petits vaisseaux cutanés, et plus particulièrement de ceux qui sont situés aux extrémités, comme aux mains et aux pieds, ou aux parties qui font saillie comme les oreilles, le nez. L'action du cœur et des artères s'affaiblit généralement et la course du sang étant partiellement ralentie, dans un certain nombre de vaisseaux cutanés, ce fluide ne subit pas le changement de couleur que lui donne son passage par les poumons ; il communique alors une couleur bleue ou livide aux doigts, aux oreilles et aux autres parties saillantes. Si le froid est intense et que la puissance qui développe la chaleur soit complétement détruite, la gangrène survient. Un autre effet immédiat de l'action du froid sur le corps humain est la diminution de la sensibilité des parties. Tout le monde en trouve la preuve dans l'engourdissement des mains et des doigts qui, sous l'impression du froid, deviennent incapables d'exercer un toucher délicat; toute la surface de la peau partage cette imperfection de la sensibilité.

Lorsqu'il décrit comment les soldats français ont péri en Russie par la rigueur du froid, Larrey remarque que leur mort était précédée par une pâleur générale, une sorte d'idiotisme, de la difficulté à parler, un affaiblissement de la vision ou même une perte totale de ces facultés. Quelques hommes, conduits par leurs camarades, continuaient à marcher dans cet état pendant un temps plus ou moins long ; bientôt ils perdaient leur équilibre et tombaient dans des fossés pleins de neige dont il leur était bien difficile de sortir. Là ils étaient immédiatement saisis d'un engourdissement douloureux, suivi d'un sommeil léthargique, et en quelques minutes ils avaient cessé de vivre. Jean Hunter a fait des expériences intéressantes sur la puissance de certains animaux à résister à l'action du froid. Deux carpes furent gelées graduellement à l'aide d'un mélange réfrigérant et ne purent retrouver la vie. Il eut une difficulté extrême à geler un loir, tant cet animal peut développer de chaleur, et tant son tégument est mauvais conducteur du calorique; ce fut seulement après avoir mouillé le poil de cet animal qu'on parvint à détruire chez lui le principe vital, et il fut impossible de le rappeler.

La conclusion tirée de ces expériences fut la suivante : un animal peut être privé de la vie avant qu'il puisse être gelé.

### Traitement.

Tous les praticiens qui ont écrit sur cette matière disent qu'en pareille circonstance il importe avant tout de communiquer du calorique au corps de la manière la plus graduelle. Ainsi, la chaleur doit être appliquée d'abord graduellement et proportionnée à la quantité du principe vital; à mesure que celui-ci est amené à un plus grand degré de force, la chaleur doit elle-même être augmentée.

Si on n'observe point ce conseil et qu'un trop haut degré de chaleur soit prodigué tout d'abord, l'individu ou la partie perd entièrement le principe vital et la mortification survient. Quelques praticiens conseillent les frictions longtemps continuées avec de la neige ou des linges trempés dans l'eau très froide. Ces frictions seront faites dans une chambre froide, et il ne faut pas verser trop promptement les secours, car on a vu des individus ne donnant aucuns signes de vie pendant plusieurs jours être cependant arrachés des bras de la mort. Dès que la sensibilité, le mouvement et la chaleur se rétablissent, des applications aromatiques spiritueuses peuvent être employées ; on peut aussi élever la température de l'atmosphère dans laquèlle le corps est placé et administrer des cordiaux.

Quand les signes de retour à la vie se manifestent, on conseille encore d'approcher des narines des substances volatiles très fortes, d'insuffler de l'air dans les poumons et de chatouiller l'arrière-bouche avec une plume. Quand les signes de retour à l'animation sont plus manifestes encore, le corps doit être frotté avec de l'eau-de-vie et placé dans une température plus chaude. Quand le malade commence à pouvoir avaler, on donnera une tasse d'eau froide dans laquelle on a ajouté une cuillerée à café d'eau de mélisse des carmes, ou bien encore des boissons acidulées.

### Traitement des parties dans un état de congélation.

Pour dégeler graduellement une partie en état de congélation, le meilleur moyen est de la frotter avec de la neige ou de la glace et de l'eau froide, jusqu'à ce qu'on y ait rappelé la sensibilité et le mouvement. Si l'oreille et le bout du nez sont gelés, on prendra le plus grand soin de ne point les briser. Dés qu'on y reconnaîtra des signes de sensibilité et de mouvement, la friction sera faite avec de l'eau-de-vie camphrée.

Le malade prendra alors une boisson diaphorétique légère, comme du vin chaud, une tasse de thé et il sera mis au lit dans une chambre chauffée. Il devra y demeurer jusqu'à ce qu'il commence à transpirer, alors qu'un retour complet de la sensibilité perdue se manifeste.

---

## ENGELURES.

Une engelure, dans sa forme la plus bénigne, est accompagnée de rougeur, de chaleur et de démangeaison des parties affectées, ordinairement ce sont les talons ou les doigts, bien que quelquefois on rencontre cette maladie à l'extrémité du nez, à l'oreille ou sur la main. Rien n'expose une partie aux engelures comme de la soumettre subitement à la chaleur quand elle est froide et au froid quand elle est chaude.

L'eau froide est une des meilleures applications pour les engelures naissantes : la partie affectée devra y être plongée pendant quelques minutes, deux ou trois fois par jour, et, après qu'elle sera sèche, on la recouvrira d'un gant de peau. On se sert plus communément des topiques astringents et stimulants, tels que l'acétate de plomb liquide, l'esprit de vin camphré, le liniment camphré, le liniment à l'ammoniaque. Les engelures ulcérées réclament des pansements stimulants, comme de la charpie trempée dans une solution de baume du Pérou, un mélange d'acétate de plomb liquide et d'eau de chaux ou bien une lotion de chlorure de chaux.

---

## DES ACCIDENTS MORTELS

### OCCASIONNÉS PAR LE TRÈS GRAND FROID.

Lorsque le froid est extrême et qu'une personne y reste exposée trop longtemps, il peut lui causer la mort, parce que, en coagulant le sang dans les extrémités et en le forçant à se porter en trop grande quantité vers le cerveau, le malade se trouve exposé à une espèce d'apoplexie précédée d'un assoupissement insurmontable. Les voyageurs qui se trouvent dans ce cas doivent, aussitôt qu'ils se sentent assoupis, redoubler d'efforts pour se tirer du danger imminent auquel ils sont exposés. Le sommeil, qu'ils sont enclins à regarder comme une espèce de soulagement au froid qu'ils endurent, devient mortel, s'ils ont le malheur de s'y livrer. Il arrive très souvent que les pieds ou les mains des voyageurs sont tellement engourdis ou gelés, que la gangrène devient à craindre, si l'on ne prend pas les précautions nécessaires pour la prévenir. Mais, on ne peut trop en avertir, le plus grand danger naît, dans ces circonstances, de l'application subite de la chaleur; il est très commun de voir ceux qui ont les mains ou les pieds engourdis par le froid les approcher du feu ; mais la raison et l'observation démontrent qu'il n'est pas de conduite plus imprudente et plus dangereuse. Tous les paysans savent que si l'on met dans de l'eau chaude des aliments, des fruits, des racines, etc., gelés, ils se pourrissent, et que, dans ce cas, le seul moyen de les rendre mangeables, est de les plonger pendant quelque temps dans de l'eau froide, et lorsque les animaux se trouvent dans les mêmes circonstances, ils doivent être traités de la même manière. Lorsque les pieds et les mains sont engourdis par le froid, il faut donc les plonger dans l'eau très froide, ou les frotter avec de la neige, jusqu'à ce qu'ils aient recouvré leur chaleur naturelle et leur sensibilité ; ensuite on transportera le malade dans un lieu un peu chaud, et on lui donnera quelques tasses de thé. Lorsqu'on a les mains très froides, le meilleur moyen de les échauffer est de les laver dans l'eau froide, et ensuite de continuer à les frotter fortement ; on sait généralement que les crevasses, les engelures et les autres inflammations des extrémités, si communes dans la saison froide, sont principalement occasionnées par le passage subit du chaud au froid, c'est-à-dire par l'application brusque et précipitée de la chaleur sur une partie très froide. Car, après avoir eu grand froid aux pieds et aux mains, on a la mauvaise habitude de les porter subitement devant le feu, ou de les plonger dans de l'eau chaude, imprudence qui, si elle ne produit pas la gangrène, manque rarement de causer l'inflammation de ces parties. On peut aisément se garantir de ces accidents en usant des précautions mentionnées ci-dessus.

### Secours à donner.

Lorsque la mort apparente a été produite par le froid, il est de la plus haute importance de ne rétablir la chaleur que lentement ou par degrés. Un gelé qu'on approcherait du feu ou qu'on placerait dans un lieu médiocrement échauffé, serait irrévocablement perdu. Il faut, en conséquence, ouvrir les portes et fenêtres, afin que la température de la chambre ne soit pas plus élevée que celle de l'air extérieur. Pendant le transport on enveloppera le corps d'une couverture, ou, à son défaut, on se servira de paille ou de foin, en laissant cependant la face libre. Le déshabiller et couvrir tout son corps, y compris les membres, de linges trempés dans de l'eau très froide, ou bien encore le plonger dans la neige ou dans de l'eau froide, dont on élève la température, d'abord dégourdie, et enfin tiède. Si l'on ne peut pas disposer d'une baignoire, il faut se servir de linges progressivement plus chauffés, dont on enveloppe le corps, ou bien avec lesquels on frotte légèrement ; puis on le frictionne depuis le ventre jusqu'aux extrémités. Puis, de même que pour les noyés, on lui fait des aspersions d'eau sur le visage ; on chatouille les lèvres et l'intérieur des narines avec un corps léger, on insuffle de l'air dans les poumons, et on fait respirer des odeurs fortes. Une fois que le corps commence à s'échauffer, on essuie le malade avec soin, et on le place dans un lit bien sec, mais non bassiné. Quand il commence à pouvoir avaler, lui donner une tasse d'eau froide dans laquelle on a ajouté une cuillerée à café d'eau de mélisse des Carmes, ou bien encore des boissons acidulées. Si le malade continuait d'avoir de la propension à l'engourdissement, lui faire boire un peu d'eau vinaigrée, une demi-cuillerée pour un demi-verre d'eau, et si cet assoupissement était profond, on administrerait des lavements irritants, soit avec de l'eau et du sel (une cuillerée de sel dans un demi-litre d'eau), soit avec de l'eau de savon.

De toutes les asphyxies, celle par le froid offre le plus de chances de succès, même après douze ou quinze heures de mort apparente. Quand la congélation n'est que partielle, on a recours au même traitement qu'on localise, c'est-à-dire qu'on ne traite que les parties malades.

---

## ASPHYXIE PAR LA CHALEUR

Si l'asphyxie a eu lieu par l'effet du séjour dans un lieu trop chaud, il faut apporter l'asphyxié en un lieu plus frais, mais pas trop froid. Le débarrasser de tout vêtement qui pourrait gêner la circulation, donner des bains médiocrement chauds, auxquels on fera bien d'ajouter des cendres ou du sel, plusieurs poignées. Lorsque le malade peut avaler, lui faire boire par petites gorgées de l'eau froide acidulée par du vinaigre (une demi-cuillerée dans un verre d'eau), ou du jus de citron, et lui administrer des lavements d'eau vinaigrée (trois à quatre cuillerées à soupe pour un litre d'eau). Si le mal persiste, et que le médecin n'arrive pas, il faut appliquer huit à dix sangsues derrière les oreilles et à l'anus.

### DES ACCIDENTS MORTELS CAUSÉS PAR LES COUPS DE SOLEIL.

L'on appelle coups de soleil les maux qui résultent d'une trop forte action du soleil sur la tête. Si l'on fait attention que le bois, la pierre, les métaux exposés à l'action du soleil s'échauffent, même dans les climats tempérés, au point qu'on ne peut pas les toucher sans se brûler, on comprendra tout le danger qu'on court. Si la tête est exposée à une telle chaleur, les vaisseaux se dessèchent, le sang s'épaissit, il se forme une véritable inflammation, qui quelquefois tue en très peu de temps. N'avons-nous pas lu sur les journaux (5 juillet 1872), qu'à New-York, sur mille personnes atteintes d'insolations, deux cents sont mortes : l'on est exposé aux coups de soleil dans deux saisons de l'année, au printemps et dans les grandes chaleurs. Au printemps, les gens de la campagne, les ouvriers y sont peu sujets; ce sont les gens de la ville, les personnes délicates, qui ont pris peu de mouvement pendant l'hiver, et qui ont amassé beaucoup d'humeurs. Si elles vont au soleil, comme il a déjà une certaine force, que, par le genre de vie qu'elles ont mené, les humeurs sont déjà fort disposées à se porter à la tête ; que la fraîcheur du terrain, surtout quand il a plu, fait qu'on ne se réchauffe pas si aisément les pieds, il agit sur leur tête comme un vésicatoire, ce qui procure de violents maux

de tête, accompagnés souvent de lancées vives et fréquentes et de douleurs dans les yeux; mais ce mal est
rarement dangereux... Les coups de soleil, en été, sont
bien plus fâcheux et ils attaquent les ouvriers et les
voyageurs qui sont longtemps exposés à son ardeur.
C'est alors que le mal est porté à son plus haut degré,
et que les malades meurent souvent sur la place. Dans
les pays chauds cette cause tue plusieurs personnes
dans les rues et fait de grands ravages dans les armées
en marche ou dans les siéges ; l'on en voit de tristes
effets dans les pays tempérés. Cette cause produit très
fréquemment des frénésies très dangereuses, que le
peuple appelle fièvres chaudes. L'effet du soleil est
encore plus dangereux, si on y est exposé pendant le
sommeil. Quand l'effet du vin et celui du soleil se
réunissent, ils tuent promptement, et il n'y a pas d'années qu'on ne trouve morts, dans les chemins, des
gens qui, étant ivres, vont tomber dans quelque coin
où ils périssent par une apoplexie solaire et vineuse.
Ceux qui réchappent conservent souvent toute leur vie
des maux de tête ; quelquefois la goutte sereine en a
été la suite. Chez les enfants fort jeunes, qui ne sont
jamais exposés à une si violente ardeur, mais sur
lesquels une petite cause agit, le mal se manifeste par
un assoupissement profond qui dure plusieurs jours ;
par des rêveries continuelles mêlées de fureur et de
frayeur; par des mouvements convulsifs; par des maux
de tête qui redoublent par accès et leur font pousser de
hauts cris ; par des vomissements continuels ; les
vieillards qui s'exposent imprudemment au soleil ne
savent pas tout le danger qu'ils courent. Lors même
que le mal n'est pas prompt, cependant cette habitude
dispose à l'apoplexie et aux maux de tête; un des plus
légers effets du soleil sur la tête, c'est de procurer un
rhume de cerveau, un mal de gorge, un gonflement des
glandes du cou, une sécheresse dans les yeux. L'action

d'un soleil trop fort ne nuit pas seulement lorsqu'elle tombe sur la tête, mais elle nuit aussi aux autres parties, comme aux jambes, aux genoux, aux cuisses, aux bras, aux reins. En examinant un malade d'un coup de soleil, il faut examiner s'il n'y a point d'autres causes concourantes. On peut souvent être autant affecté par la fatigue de la route ou du travail que par le soleil. Il est certain que si l'on est tranquille, on recevra plus aisément un coup de soleil qu'en se donnant du mouvement. L'on s'accoutume néanmoins à ses impressions, et l'on parvient à être exposé impunément à son ardeur, comme l'on parvient à soutenir sans être incommodé la rigueur des plus grands froids. Les coups de soleil ne sont pas toujours accompagnés et suivis d'accidents aussi graves et aussi compliqués que ceux que nous venons d'exposer. Lorsque l'impression est légère, soit parce qu'on était bien couvert, soit parce que le soleil était peu ardent, on est quelquefois quitte pour un rhume de cerveau qui se fait sentir pendant un temps plus ou moins long. Les accidents occasionnés par les coups de soleil demandent un traitement d'autant plus prompt et plus brusque qu'ils sont plus violents ; car lorsque les symptômes sont graves, pour peu qu'on perde du temps, le mal devient incurable. Le point essentiel est de modérer la fougue du sang et d'y éteindre le feu qui s'y est insinué. Les bains de pieds et les rafraîchissements conviennent, à la vérité, dans tous les cas de coups de soleil ; mais les saignées, les bains entiers et surtout les bains froids, doivent être réservés pour les circonstances graves et menaçantes. Il serait très dangereux d'aller saigner et baigner dans un rhume de cerveau, dans un simple mal de tête, etc., effets les plus ordinaires des coups de soleil. Il ne faut pas sortir, surtout à la campagne, sans avoir la tête couverte, ne jamais se reposer au soleil après avoir mangé et bu plus que de coutume ; ce serait aussi une action bien digne d'éloges que de mettre dans un lieu ombragé les hommes ivres et qui sont couchés au soleil.

Je ne terminerai pas cet article sans observer que l'effet de la trop violente chaleur du feu est le même que celui du soleil. Combien n'en avons-nous pas qui, s'étant endormis la tête contre le feu, ont été frappés d'apoplexie pendant leur sommeil.

### Secours à donner.

Tout le monde connaît les symptômes les plus ordinaires de cet accident, caractérisé d'abord par la rougeur et la chaleur intense de la peau ; au préalable, en attendant l'arrivée du médecin, on a recours aux boissons rafraîchissantes et acidulées, l'eau vinaigrée avec une cuillerée à café de bon vinaigre de table par verrée d'eau, les sirops de limons ou de groseilles. On peut aussi user de bains tièdes. Des lotions fraîches sur la partie enflammée, des onctions avec de la crème, le cérat simple, l'huile fraîche, etc., suffisent habituellement pour dissiper la douleur que le malade éprouve. Ordinairement cette maladie ne se prolonge pas plus de deux ou trois jours; on l'a vue quelquefois donner lieu à une affection dartreuse. En résumé, le coup de soleil est une impression produite par l'action violente ou subite d'un soleil ardent ; lorsqu'il porte son effet seulement sur un membre ou une partie du corps, c'est une espèce d'érysipèle ; mais quand il frappe sur la tête, il en résulte quelquefois une affection cérébrale accompagnée de fièvre.

## ASPHYXIE

### PAR LES VAPEURS NUISIBLES ET SUFFOCANTES.

On comprend sous cette dénomination générale de gaz méphitiques les asphyxies produites par la vapeur du charbon, par les émanations des fours à chaux, des fosses d'aisances, des puits, des puisards, des citernes, des égouts, des cuves à vin, bière, cidre, vinaigre, en un mot par les gaz impropres à la respiration, tels que ceux des marais et des mines de charbon. L'air peut être nuisible et même mortel, lorsqu'il est privé de ses principes vivifiants et lorsqu'il est imprégné d'exhalaisons méphitiques, etc. Les vapeurs qui s'exhalent du vin, de la bière ou de toute autre liqueur en fermentation contiennent quelque chose de mortel, qui tue de la même manière que la vapeur du charbon. De là le danger d'entrer dans une cave renfermant une grande quantité de liqueurs en fermentation, surtout si elle a été fermée pendant quelque temps. On a des milliers d'exemples de gens tués sur-le-champ en entrant dans ces lieux. Quand on ouvre des souterrains fermés depuis longtemps et quand on nettoie des puits profonds qui n'ont pas été vidés depuis longtemps, les vapeurs qui s'en exhalent produisent les mêmes effets; c'est pour quoi on ne doit pas descendre dans les lieux humides et profonds qui ont été longtemps fermés avant qu'ils aient été suffisamment purgés de leur air méphitique. Il est facile de reconnaître quand l'air de ces lieux est malsain et mortel; on y descend une chandelle allumée, du bois, de la paille enflammée, etc.; si ces corps continuent de brûler, on peut y descendre en sûreté; mais s'ils s'éteignent subitement, il faut bien se garder d'y entrer avant que l'air n'ait été purifié par le feu ou par l'eau. On a des exemples de gens tués par la seule fumée de lampes ou de chandelles éteintes dans des chambres bien closes, et les personnes qui ont la poitrine faible et délicate sont, pour l'ordinaire, saisies par de fortes oppressions lorsqu'elles se trouvent dans des appartements où il y a beaucoup de lumières. Il est dangereux aussi de coucher dans de petites chambres où il y a du feu, quel que soit le genre de chauffage ; ceux qui s'aperçoivent du danger auquel vont les exposer les vapeurs qu'ils respirent , sont soulagés aussitôt qu'ils sont au grand air; s'il leur reste du malaise, ils se rétablissent en respirant de l'alcali volatil et en buvant un peu d'eau vinaigrée ou de limonade chaude. Dans les grandes salles d'assemblées, où l'air est si promptement corrompu par les vapeurs méphitiques que produisent les lumières et la respiration d'un grand nombre de personnes, s'il arrivait que quelqu'un vînt à tomber en syncope, il faudrait opposer l'alcali volatil à l'action de l'acide méphitique de préférence au vinaigre, car la syncope n'est qu'un commencement d'asphyxie, état dans lequel tout acide est plus nuisible que dangereux; mais lorsque l'effet de ces vapeurs est tel que les personnes en perdent la connaissance et le sentiment, de même que pour les noyés, il faut s'appliquer à rétablir la chaleur vitale et la circulation. L'eau est reconnue pour être le vrai spécifique des suffocations causées par les vapeurs méphitiques du charbon ; mais, outre les aspersions d'eau froide sur les asphyxiés, on peut encore rappeler à la vie un homme suffoqué par la vapeur du charbon, en introduisant dans ses narines une mèche de papier imbibée d'alcali volatil et en lui faisant tomber dans la bouche quelques gouttes du même alcali avec un peu d'eau. La cause de la mort des noyés, des suffoqués par la vapeur du charbon, par les émanations, par la foudre, par le plomb des fosses d'aisances, par les mofettes, etc., étant semblable, les moyens à employer doivent donc être les mêmes ; seulement il est bon d'observer que la projection d'eau froide sur les asphyxiés produit un effet merveilleux. Pour prévenir l'asphyxie et les accidents occasionnés par les vapeurs méphitiques et suffocantes, il suffit de tenir sur le poêle, sur le réchaud, sur le fourneau, etc., qui contient les matières embrasées, un vaisseau quelconque à large ouverture rempli

7.

d'eau ; cette eau, échauffée par le charbon allumé, se réduit en vapeur qui se répand dans la chambre, et qui, se confondant avec l'air de l'atmosphère, en corrige l'élasticité et l'empêche d'être aussi funeste qu'il a coutume de l'être lorsqu'on n'a pas pris cette précaution. On renouvelle cette eau à mesure qu'elle se tarit et tant qu'il y a du feu de charbon dans le fourneau. L'eau paraît avoir des propriétés singulières pour rétablir l'air dans son état naturel. La vapeur du charbon de terre est aussi dangereuse que celle du charbon végétal ; elle suffoquerait aux environs des poêles, si l'on n'y tenait continuellement un seau d'eau, qui, par son humidité, dissout ces miasmes élastiques, si terribles et si prompts à détruire le principe de la vie. Lorsqu'on est averti que quelqu'un est tombé en asphyxie dans une cave, dans une mine, il faut commencer par y répandre beaucoup d'eau, car sans cette précaution on tomberait soi-même en asphyxie. L'alcali volatil a les mêmes propriétés ; il suffit d'en répandre dans le lieu infecté jusqu'à ce qu'on puisse y tenir une bougie allumée : alors on peut y entrer avec sûreté ; il serait à désirer qu'on donnât à chaque mineur un flacon de cet alcali ; dès que l'un d'eux se trouverait affecté par les vapeurs meurtrières, son voisin lui ferait respirer son flacon et lui en ferait avaler quelques gouttes dans un peu d'eau ; on en pourrait aussi répandre dans la mine, si les vapeurs étaient assez délétères pour affecter à la fois plusieurs mineurs. Cependant il ne faut pas négliger d'établir dans la mine, autant qu'il est possible, un courant d'air extérieur, pour faciliter la sortie de l'air élastique, tout combiné qu'il soit avec les vapeurs aqueuses ou alcalines. Quant à ce qui concerne les moyens de détruire l'air méphitique des fosses d'aisances, l'alcali volatil en serait le préservatif comme le remède ; mais la difficulté de son emploi, à cause de la grande quantité qu'il en faudrait, a porté les chimistes à s'occuper de cet objet, et ils sont parvenus à trouver les préservatifs de ces vapeurs dans le feu et la chaux vive. Pour l'emploi de la chaux, il suffit de la projeter dans le liquide d'une fosse ; cette substance en change tellement et si subitement le caractère, que, dans un instant, le plomb est détruit, l'odeur infecte cesse, et qu'enfin la vidange d'une fosse, si redoutable pour tout un voisinage, ne produira plus aucun danger.

### Secours à donner.

Sortir promptement l'asphyxié du lieu méphitisé et l'exposer au grand air. Si l'asphyxie a eu lieu dans une fosse d'aisances, on arrosera préalablement le corps de l'asphyxié avec de l'eau chlorurée que l'on peut préparer soi-même avec une cuillerée de chlorure de soude liquide (n° 13 du tableau), et le déshabiller immédiatement, afin d'éviter le danger auquel on s'exposerait en approchant trop près de son corps ; l'eau chlorurée s'emploie aussi comme désinfectant. Le placer assis dans un fauteuil ou sur une chaise, le maintenir dans cette position ; un aide, placé derrière lui, soutient la tête ; on lui jette avec force de l'eau froide sur le corps, et principalement au visage. Cette opération doit être continuée longtemps, surtout dans les cas d'asphyxie par la vapeur du charbon ou de cuves en fermentation, en un mot par le gaz acide carbonique. Frictionner le corps, surtout l'épigastre et le bas-ventre, avec de la flanelle imbibée de liqueurs aromatiques et alcooliques, ou d'eau-de-vie camphrée. Après quatre ou cinq minutes, essuyer les parties mouillées avec des serviettes chaudes, puis des frictions, irriter la plante des pieds, la paume des mains et tout le trajet de la colonne vertébrale avec une brosse de crin, faire respirer avec précaution du gaz acide sulfureux, en dirigeant dans le nez les vapeurs d'une allumette soufrée enflammée, et en soulevant un peu la tête du malade. Le gaz ammoniacal, la vapeur du vinaigre ou de l'alcool sont également employés. Irriter l'intérieur du nez avec la barbe d'une plume, chercher à faire avaler quelques cuillerées d'eau vinaigrée (une partie de vinaigre sur trois d'eau), lui administrer un lavement vinaigré, et un second préparé avec le sel de cuisine et le sel d'epsom, insufflation de l'air dans les poumons.

On a vu des asphyxiés n'être rappelés à la vie qu'après cinq à six heures de soins continus.

## ASPHYXIE PAR LA FOUDRE

Lorsqu'une personne a été asphyxiée par la foudre, il faut la porter au grand air, la dépouiller promptement de ses vêtements, faire des affusions d'eau froide pendant un quart d'heure, pratiquer des frictions aux extrémités, chercher à rétablir la respiration par des compressions intermittentes de la poitrine et du bas-ventre, comme il est dit pour les noyés. Si la vie se rétablit, traiter les malades comme les autres asphyxiés rappelés à la vie.

## DES ACCIDENTS MORTELS

OCCASIONNÉS PAR LA STRANGULATION.

Nous avons déjà observé que les secours employés pour rappeler les noyés à la vie, excepté celui de réchauffer, qui ne peut convenir qu'aux noyés et à ceux qui sont saisis par le froid, conviennent contre tout ce qu'on appelle mort subite, quelle qu'en soit la cause : convulsions, accès de colère, apoplexie, strangulation, étouffement par la foudre, etc. Souvent, dans tous ces cas, il n'y a que la respiration d'interceptée, et il suffit de la rétablir; il en est des hommes noyés, suffoqués, étranglés, comme des animaux à qui l'on a soustrait l'air dans la machine pneumatique : ces animaux paraissent morts ; on les ressuscite en leur rendant l'air. Il faut distinguer la mort de la cessation de la vie. La vie consiste dans le mouvement, la mort dans la destruction ou dissolution ; quand la dissolution n'a pas encore eu lieu, rendez le mouvement, vous rendrez la vie. On doit secourir sans aucune hésitation une personne que l'on trouve pendue ; ne pas le faire, comme nous l'avons déjà observé, c'est une conduite contraire à tous les principes de l'humanité, et de même que pour les noyés, tout le monde doit connaître les secours qu'il faut administrer à ceux qui, par désespoir ou autrement, se sont pendus, et qui, paraissant privés de tout sentiment, seraient regardés comme morts.

### Secours à donner.

Détacher, ou bien, pour aller plus vite, couper le lien qui entoure le cou, et, s'il y a suspension (pendaison), descendre le corps, en le soutenant de manière qu'il n'éprouve aucune secousse, tout cela sans délai et sans attendre, de même que pour les noyés, l'arrivée de l'officier public ou du médecin ; défaire toute pièce de vêtement qui pourrait gêner la circulation ; placer le corps avec précaution sur un lit, sur un matelas ou sur de la paille, etc., de manière qu'il y soit commodément et que la tête, ainsi que la poitrine, soient plus élevées que le reste du corps. Veiller à ce que la chambre ne soit ni trop chaude, ni trop froide, à ce qu'elle soit aérée ; appeler au plus tôt un médecin, qui seul, dans ces cas-là, peut juger si la saignée est convenable. Mais si, après l'enlèvement du lien, les veines du cou sont gonflées, si la face est rouge tirant sur le violet, si l'empreinte produite par le lien est noirâtre, et si le médecin tarde d'arriver, on peut mettre derrière les oreilles, ainsi qu'à chaque tempe, six à huit sangsues. Si l'accident ne date que de quelques minutes, il suffit quelquefois, pour rappeler le malade à la vie, de faire des affusions d'eau froide sur la face, d'appliquer sur le front et sur la tête des linges trempés dans l'eau froide, et de faire en même temps des frictions aux extrémités inférieures. Faire aussi des frictions avec des flanelles, des brosses, surtout à la plante des pieds et le creux des mains. Dans tous les cas, il faut, dès le commencement, exercer sur la poitrine et sur le bas-ventre des compressions intermittentes, comme pour les noyés, afin de provoquer la respiration. Les lave-ments ne sont utiles que lorsque le malade a donné des signes non équivoques de vie ; dès qu'il peut avaler, lui faire prendre par petites quantités de l'eau tiède additionnée d'une petite quantité d'eau de mélisse des Carmes ou de vin ; si, après l'avoir complétement rap-pelé à la vie, il éprouve des étourdissements, de la stupeur, des applications d'eau froide sur la tête sont très utiles. Ne pas réchauffer le corps, à moins qu'il ne soit pendu depuis longtemps et tout à fait refroidi. De même que pour les noyés, sept à huit heures de soins assidus sont quelquefois nécessaires.

L'étranglement doit se traiter de même. Telle est, en résumé, la marche à suivre pour rappeler à la vie les malheureux qui se sont étranglés ou pendus eux-mêmes.

## DE LA SUFFOCATION

Les personnes nerveuses et asthmatiques sont sujettes aux affections spasmodiques des poumons. Dans ce cas, il faut plonger les jambes du malade dans de l'eau chaude et l'exposer à la vapeur du vinaigre, lui faire prendre en même temps des boissons délayantes, lui faire respirer la fumée de papier, de plumes, etc., et le transporter à l'air libre.

## COUP DE SANG

Expression vulgaire qui est à peu près synonyme d'apoplexie sanguine. C'est une affection caractérisée par un violent étourdissement, par une perte incomplète de connaissance, une congestion remarquable des parties supérieures, et particulièrement de la face ; elle résulte d'un empêchement soudain de la circulation du sang dans les vaisseaux du cerveau et de ses membranes.

Si l'affection est légère, il suffit de coucher le malade dans un lit fort incliné de la tête aux pieds, et de le dégager des ligatures, cravate ou ceinture, qui gênent la circulation. Si l'indisposition persistait, et que le médecin n'arrivât pas, il faudrait appliquer les mêmes secours provisoires que pour l'apoplexie.

## APOPLEXIE

Maladie caractérisée par la diminution ou la perte de la sensibilité extérieure, par la cessation plus ou moins complète du mouvement, et par un état soporeux ; eu égard à l'intensité, on la distingue en faible, forte et foudroyante. Souvent la saignée étant le remède héroïque en ce cas, il faut se hâter d'appeler le médecin, qui seul peut juger de son opportunité ; pendant ce temps, coucher le malade, la tête et le tronc fortement relevés, que la tête ne penche ni en arrière ni en avant. Le laisser nu-tête, le déshabiller et enlever tout ce qui peut gêner la circulation du sang, lui faire respirer un flacon d'alcali. S'il peut avaler, lui faire boire de la limonade, plonger les pieds du malade dans un bain chaud contenant de la moutarde ou du sel de cuisine, ou bien encore du vinaigre, lui frotter les jambes avec de l'eau-de-vie ou du vin chaud. Si l'attaque s'est manifestée après un repas copieux, essayer de faire vomir le malade en chatouillant la luette avec une barbe de plume, etc.

Cette maladie, presque toujours fatale, attaque surtout les personnes qui vivent dans l'abondance et qui font usage des liqueurs fortes ; celles qui ont beaucoup d'embonpoint et le cou court y sont les plus sujettes. Pour s'en préserver, on ne doit vivre que d'aliments légers, se priver de liqueurs fortes et d'aliments épicés, etc., se tenir en garde contre les passions violentes, se raser souvent la tête et la laver tous les jours avec de l'eau froide, se tenir les pieds chauds et jamais humides, s'entretenir le ventre libre et faire de l'exercice. Rien ne prévient plus heureusement l'apoplexie que les cautères et les sétons.

## SYNCOPE

C'est plutôt un accident qu'une maladie. L'individu est tout à coup affaibli, il tombe et semble s'affaisser ; la face devient pâle et froide ; les yeux, quoique ouverts, ne distinguent plus ; en même temps, la respiration est ralentie ou suspendue ; les battements du cœur sont faibles et lents ; le pouls est insensible. Ce qui la distingue de l'apoplexie ou coup de sang, c'est que ce dernier accident s'accompagne ordinairement de la coloration de la face et des yeux, de la persistance des battements de cœur et de la respiration. L'évanouissement a plusieurs degrés ; le plus léger, dans lequel le malade entend et conserve le sentiment, sans cependant pouvoir parler, est ce qu'on appelle défaillance chez les personnes qui ont des maux de nerfs ou des vapeurs. Quand le malade perd entièrement le sentiment et la connaissance, ce second degré de l'évanouissement s'appelle syncope ; pour remédier provisoirement à la syncope, il convient avant tout de placer le malade dans une position horizontale, de l'exposer à l'air frais, d'employer en même temps des excitants extérieurs, tels que l'eau froide, qu'on lance à la face avec force et en petite quantité, des frictions sur la région du cœur et des tempes avec du vinaigre ou de l'eau de mélisse des Carmes ; on fait respirer de l'éther. L'air pur et frais est toujours de la plus grande importance dans tous les évanouissements. Ces affections dépendent d'un grand nombre de causes différentes, qui sont principalement par trop de sang, — par le trop peu de sang, — par la saignée et les purgatifs, — par les embarras d'estomac, — par les odeurs chez les personnes nerveuses.

---

## DES ACCIDENTS MORTELS

OCCASIONNÉS PAR LA SUBMERSION ( noyés ).

Lorsqu'une personne est restée un quart d'heure sous l'eau, on doit avoir peu d'espoir de la rappeler à la vie. Cependant, comme plusieurs circonstances peuvent concourir à entretenir la chaleur vitale chez les personnes qui se trouvent dans cette malheureuse situation, il ne faut pas abandonner trop tôt ces infortunés à leur triste sort ; au contraire, il faut tenter tous les moyens possibles de les sauver. La première chose que l'on doit faire lorsqu'on a tiré de l'eau le corps d'un noyé est de le transporter bien vite dans un lieu propre à lui donner tous les secours nécessaires à son état ; au lieu de le porter sur les épaules, ce qu'on ne peut faire sans donner au corps une position contre nature, toujours nuisible, il faut que deux personnes portent avec précaution le noyé, ou couché sur leurs bras entrelacés, ou assis sur leurs mains jointes, et il faut qu'il soit toujours dans la position la plus droite possible. On doit s'occuper avant tout de ranimer la chaleur naturelle, dont dépendent toutes les fonctions vitales, et d'exciter l'action de ces fonctions par l'usage des remèdes irritants, non seulement appliqués sur la peau, mais encore introduits dans les poumons, les intestins, etc. Quoique le froid ne soit en aucune manière la cause de la mort des noyés, cependant il devient un obstacle très puissant à leur rappel à la vie. La raison pour laquelle il faut commencer par les réchauffer est évidente, car on ne peut se proposer de rappeler la vie dans un corps qu'autant que le sang peut y circuler. On ne doit donc entreprendre aucun secours aux noyés, qu'au préalable on ne les ait suffisamment réchauffés, pour que leur sang devienne fluide. La peau d'un mouton qu'on écorche dans le moment peut aussi s'employer avec avantage pour couvrir et réchauffer le malade. On tiendra pendant tout ce temps les fenêtres ou portes de la chambre ouvertes à l'air libre, on n'y laissera que les personnes absolument nécessaires, le retour du noyé à la vie dépendant beaucoup de la pureté et de l'activité de l'air qui l'environne. Dans l'intention de rétablir la respiration, il faut qu'une personne vigoureuse souffle avec toute la force dont elle est capable dans la bouche du malade, en même temps qu'elle lui pincera les narines avec les doigts. Lorsqu'elle se sera aperçue, par l'élévation de la poitrine et du ventre, que l'air a passé dans les poumons et les remplit, elle cessera de souffler. Alors pressant la poitrine et le ventre pour faire sortir cet air qui y a été introduit, elle répétera cette opération plusieurs fois de suite, en faisant rentrer l'air dans les poumons et l'en rechassant en comprimant la poitrine et le ventre, enfin, en imitant autant que possible, par cette respiration artificielle, les effets de la respiration naturelle. En cas d'insuccès, il faut tenter d'introduire l'air par l'une des narines, l'autre étant exactement fermée, ainsi que la bouche. Il est quelque-fois nécessaire d'écarter les dents du noyé lorsqu'elles sont trop serrées. Alors on a recours au manche d'une cuiller de fer, lequel, dans cette occasion, fait l'office d'un levier, et il est important d'agir avec la plus grande prudence, pour ne pas s'exposer à disloquer la mâchoire de celui qu'on voudrait soulager. Si on parvient à desserrer les dents, il faut les contenir ouvertes avec un petit morceau de bois ; il faut alors essayer de faire avaler au noyé quelques gouttes d'alcali volatil dans un peu d'eau, et lui en faire respirer du pur. On lui tient la tête penchée en arrière pour en faciliter la déglutition et la respiration. On réitère ces moyens plus ou moins jusqu'à ce que la connaissance et le pouls soient revenus ; l'alcali volatil est le principal remède qu'on doit employer avant tout. Si ces moyens se trouvent sans succès, on introduira de la fumée de tabac en forme de lavement dans l'anus, pour irriter les intestins. A défaut de tout autre instrument, on peut se servir d'une pipe ordinaire, on l'emplit de tabac à fumer, on introduit le tuyau dans le fondement, on enveloppe le fourneau allumé avec un morceau de papier percé de plusieurs trous, on souffle sur le papier, de manière à faire prendre à la fumée la direction du tuyau qui est introduit dans le fondement. Si ce moyen ne réussit pas, il faut recourir aux lavements d'eau chaude, à laquelle on ajoute un peu de sel et de vin, et on les renouvelle plusieurs fois. Si ces moyens sont toujours sans succès, il faut placer le noyé dans un bain chaud, ou plutôt ensevelir le corps du malade dans des cendres chaudes. On dit qu'un noyé, après être resté longtemps sous l'eau, fut rappelé à la vie par la chaleur d'un tâs de fumier. Avant que le malade donne quelques signes de vie et qu'il soit capable d'avaler, à part l'alcali volatil, il serait dangereux de lui verser aucune liqueur dans la bouche ; cependant on peut lui humecter souvent les lèvres et la langue avec une plume trempée dans de l'eau-de-vie chaude ou autres liqueurs fortes ; et aussitôt qu'il aura recouvré la faculté d'avaler, lui donner de temps en temps une cuillerée d'eau de mélisse des Carmes ou du vin chaud. Il faut bien se garder de discontinuer les secours, car le noyé, après avoir donné quelques signes de vie, expire souvent après ces premières apparitions de résurrection. Il ne faut donc pas se décourager jusqu'à ce que le sujet ait entièrement recouvré la vie, ou qu'il soit bien constant qu'on ne peut la lui rendre, ce dont on est assuré, si, en écartant les paupières, on observe que les yeux sont ternes et éteints, et que d'ailleurs le corps, se refroidissant de plus en plus, devient raide. Tous ces secours doivent être dirigés avec intelligence, autrement ils perdraient de leur efficacité et nuiraient au noyé s'ils étaient donnés avec confusion. Que de reconnaissance ne devons-nous pas au gouvernement qui a organisé des secours gratuits pour les noyés et même des récompenses ! Constatons aussi l'humanité et le zèle de M. le comte de Boisdenemets, ex-maire de la ville de Dole, qui a pris l'initiative, en faisant placarder mon tableau toxicologique dans les bureaux d'octroi, afin qu'étant à portée d'être lu plus aisément, il s'inculque d'autant mieux dans la mémoire des habitants, et que ceux-ci puissent être dans le cas de coopérer tous ensemble à l'administration des secours.

### Secours à donner.

Dans une circonstance aussi fâcheuse, comme on ne saurait trop insister sur les secours à donner, nous allons récapituler d'une manière claire et précise tout ce qu'il y a d'urgent à faire en pareil cas. Il faut bien se garder de mettre en usage la coutume populaire, de pendre le noyé par les pieds pour lui faire rendre l'eau qu'il aurait avalée ; ce serait l'exposer à une mort certaine. Si rien ne s'y oppose, on pourra commencer le traitement sur le rivage. Le déshabiller promptement, le revêtir d'une chemise, d'un bonnet de laine, le mettre dans une couverture de laine, la tête un peu élevée, le coucher sur le dos, un peu tourné sur le côté droit, débarrasser la bouche, le nez, les yeux et les oreilles des mucosités qui peuvent s'y trouver, en tenant la tête un peu penchée pour laisser écouler le liquide muqueux qui souvent est contenu dans la trachée. Si le noyé est dans une chambre, maintenir la température à un degré convenable et renouveler l'air fréquemment. Déboucher souvent sous le nez un flacon d'alcali volatil, faire respirer des odeurs fortes, réchauffer lentement et progressivement le malade en promenant sur toutes les parties de son corps des briques échauffées, des fers chauds enveloppés dans des torchons, des sachets remplis de cendres chaudes, pratiquer des frictions sèches avec de la flanelle, puis d'autres avec des liqueurs alcooliques, exercer de légères pressions avec les mains sur la poitrine et sur le ventre alternativement afin d'exciter les cavités à reprendre leur jeu naturel, et de rétablir, en un mot, la respiration, laisser aux pieds une bassinoire d'eau chaude ; souffler de l'air dans les poumons avec un soufflet, au moyen d'un tube en gomme élastique, ou bouche à bouche, en imitant autant que possible la respiration naturelle. Quand le noyé commence à respirer, lui faire avaler quelques gouttes d'alcali avec un peu d'eau, et lui en faire respirer, lui donner un lavement d'eau salée, lui chatouiller le dedans du nez et de la gorge avec la barbe d'une plume, introduire dans l'anus de la fumée de tabac et le frictionner vivement avec de l'eau-de-vie camphrée. Il faut continuer ces secours pendant très longtemps.

## DES BAINS

Il est dangereux de se baigner dans l'eau froide sitôt après avoir mangé, car on peut alors mourir subitement d'une indigestion, quand on est en transpiration ; dans ce cas, il faut attendre que la sueur soit bien arrêtée et que le corps soit rafraîchi par un peu de repos ; quand on est échauffé, qu'on va peu du ventre, qu'on éprouve de la soif, lorsqu'on a des dartres vives, des boutons, et autres maladies de la peau, quand on éprouve une indisposition quelconque. Les femmes doivent s'abstenir de bains de toute espèce pendant l'époque menstruelle. En résumé, il est très imprudent, quelque robuste qu'on soit, de se plonger dans une eau froide, surtout pendant les grandes chaleurs. Une maladie presque toujours grave en est la suite. Pour les mêmes motifs, on ne doit jamais prendre non plus de bains chauds qu'autant qu'ils sont prescrits par le médecin, car ils produisent de l'agitation, des étourdissements, portent avec impétuosité le sang à la peau et au cerveau, et peuvent donner lieu à des hémorrhagies graves, à l'apoplexie et à une mort subite. Quant à ce qui concerne les bains tièdes, dont on fait le plus fréquemment usage, ils ont pour effet de nettoyer le corps, de calmer l'agitation,

les douleurs et les maladies qui tiennent à l'échauffe-
ment du corps. Ces bains, toutefois, sont nuisibles immédiatement après le repas, lorsqu'on n'a point d'appétit, quand on tousse, quand on a le rhume, dans
toutes les maladies de poitrine, etc. Il est bon à la santé
de prendre un bain de pieds tiède quand les pieds ont
été exposés au froid et à l'humidité pendant le jour.

## ASPHYXIE PAR SUFFOCATION

DES ACCIDENTS MORTELS OCCASIONNÉS PAR DES CORPS ARRÊTÉS DANS LE
GOSIER, DANS L'ŒSOPHAGE OU DANS LA TRACHÉE-ARTÈRE.

Les accidents de ce genre, en général très dangereux,
ne sont pour l'ordinaire que l'effet d'une négligence im-
pardonnable. Il faut apprendre à bien mâcher les aliments et à ne rien mettre dans la bouche qu'il soit dangereux d'avaler; combien n'en voyons-nous pas qui
tiennent tout le jour dans leur bouche des épingles,
des aiguilles, des clous et autres corps pointus, et qui
même quelquefois dorment toute la nuit dans cet état!
Rien de plus imprudent, puisqu'un accès de toux et
autres accidents peuvent forcer ces corps à descendre ;
les aliments eux-mêmes occasionnent la mort la plus
cruelle, lorsqu'ils sont pris en masse trop volumineuse.
Un homme sentait qu'un morceau de mouton s'était arrêté ; il sort de table, un moment après on le trouve
mort. Un second périt par un morceau de gâteau.
Une châtaigne qu'un enfant avala entière le tua. Une
poire a aussi tué une femme. Ces exemples, malheureusement trop fréquents, ne sauraient être trop publiés,
puisque la mort prompte et subite, qui est la suite de ces
accidents, est presque toujours due ou à la gourman-
dise ou à la voracité, défauts honteux et purement
volontaires.

### Secours à donner.

Lorsqu'une épingle, une arête ou autre corps se trouve dans l'arrière-bouche à portée de la vue (c'est-à-dire en faisant ouvrir la bouche grandement et en déprimant la langue avec le manche d'une cuiller), tenter de l'extraire à l'aide des doigts ou d'une pince, et si on ne réussit pas, envoyer chercher au plus vite le médecin ; essayer provisoirement de faire rendre ce corps étranger par le vomissement, en buvant une décoction mucilagineuse tiède, un mélange d'eau et d'huile, ou même au moyen de blancs d'œufs purs. On parvient quelquefois facilement à entraîner dans l'estomac certains corps, tels que de petites arêtes de poisson, en faisant avaler des bouchées de pain. Quand un corps est arrêté dans l'œsophage ou dans la trachée-artère, le malade éprouve tantôt une douleur très vive dans le lieu où est arrêté le corps, et tantôt un sentiment plus incommode que douloureux, quelquefois des soulèvements de cœur inutiles, une angoisse extraordinaire, et si ce corps est tel que la glotte soit bouchée ou la trachée-artère comprimée, le malade éprouve une suffocation cruelle ; il ne peut plus respirer, le poumon se remplit, et le sang ne pouvant plus revenir de la tête, le visage devient rouge et livide, l'oppression augmente, et le malade périt très promptement. Lorsque la respiration n'est ni suspendue, ni gênée, que le passage n'est pas entièrement bouché, et que le malade peut encore avaler, il peut vivre quelques jours ; mais si le passage est absolument fermé et qu'on ne puisse point le déboucher, il en résulte une mort cruelle. Du fond de la bouche, les aliments passent dans un canal plus étroit qu'on appelle œsophage, et qui, en suivant l'épine du dos, va aboutir à l'estomac. Or, lorsqu'un corps quelconque est arrêté dans le passage, il n'y a que deux moyens de l'en chasser : ou l'on en fait l'extraction par la bouche, ou on le pousse dans l'estomac ; le moyen le plus certain est d'en faire l'extraction, mais il n'est pas toujours le plus facile, car les efforts qu'on fait dans cette opération fatiguent souvent le malade, et ont quelquefois des suites fâcheuses ; il faut alors préférer le pousser dans l'estomac quand le corps arrêté n'est pas de nature à endommager ce viscère. Les corps qu'on peut pousser dans l'estomac sans danger sont tous les aliments, comme le pain, la viande, les gâteaux, les fruits, etc. Les substances indigestes, comme le liége, les gros noyaux, le verre, les os, les pierres, les métaux, etc., doivent, autant qu'il est possible, être tirés au dehors, surtout si ces corps sont aigus et pointus, etc., comme les épingles, les arêtes de poisson, les fragments de verre, les bagues, les boucles, etc. De semblables accidents sont fréquents. Il arrive, quand ces corps ont été avalés, de quatre choses l'une : ou ils sortent par les selles, ou ils ne sortent point et tuent le malade, ou ils sortent par les urines, ou ils se font jour par la peau. Dès qu'il est évident que tous les efforts qu'on fait pour extraire un corps étranger ou le pousser dans l'estomac deviennent infructueux, il faut y renoncer et s'empresser bien vite d'aller chercher un médecin.

---

### DES ACCIDENTS

CAUSÉS PAR LE VERRE ET L'ÉMAIL.

L'ingestion du verre ou de l'émail en poudre dans l'estomac n'est pas un empoisonnement à proprement parler. Ces substances ne peuvent exercer qu'une action mécanique. Si le verre et l'émail sont avalés en poudre grossière et telle que les fragments soient plus ou moins anguleux, piquants ou tranchants, il faut faire prendre une nourriture pâteuse, féculente et abondante, telle que de la panade ou de la bouillie épaisse. Si le médecin n'est pas arrivé, donner un grain d'émétique dissous dans un quart de verre d'eau, et l'on favorisera encore le vomissement en plongeant l'extrémité des deux doigts (index et médius) dans l'arrière-bouche. Après le vomissement, prendre une boisson mucilagineuse.

## ASPHYXIE DES NOUVEAU-NÉS

Si le nouveau-né ne pousse aucun cri, si son visage est pâle, si ses membres sont flasques, si sa respiration est nulle, on se hâte de l'éloigner de la mère. On coupe donc le cordon et on fait la ligature ; on se gardera au contraire de couper, de tirailler le cordon ombilical, s'il n'y a point d'hémorrhagie, si le placenta n'a pas encore commencé à se détacher, et surtout si le cordon offre encore de légères pulsations. Quel que soit son état, et si les signes de la putréfaction ne sont pas évidents, placer le corps sur le côté, la tête un peu élevée et la face découverte, envelopper les autres parties du corps dans une petite couverture de laine, s'assurer de la liberté de la bouche et des narines ; on détachera tout ce qui pourrait s'opposer à l'entrée de l'air dans les poumons, on insufflera de l'air dans ces derniers, on pratiquera des frictions sèches sur le dos et la plante des pieds, on frottera les autres parties du corps avec des linges imbibés de vin ou de liqueurs aromatiques, on exercera de légères pressions sur le cordon ombilical, le ventre et la poitrine, on donnera un quart de lavement légèrement irritant préparé avec le vinaigre ou quelques grains de sel. Si tous ces moyens sont sans succès, plonger le sujet jusqu'aux aisselles dans un bain d'eau tiède à laquelle on ajoutera du vin. Les enfants sont encore exposés à être étouffés par la négligence des nourrices ; lorsqu'un enfant est dans son lit, il faut le placer de manière à ce qu'il ne glisse pas sous les couvertures, et jamais il ne doit avoir le visage couvert. La plus petite attention à ces deux préceptes, tout simples qu'ils sont, sauverait la vie à un grand nombre d'enfants et empêcherait que d'autres ne restassent faibles et maladifs pendant toute leur vie, par la manière dont leurs poumons sont affectés lorsqu'on n'y fait pas d'attention.

### Secours à donner.

Si on a eu le malheur d'étouffer un enfant par suite de négligence, le déshabiller, le placer dans un lit chaud, sur le côté droit, puis le frotter par tout le corps avec des linges fins, pour ne pas écorcher sa peau délicate, lui présenter sous le nez de l'alcali volatil, lui souffler de la fumée de tabac dans les narines, lui souffler de l'air dans la bouche en lui serrant le nez. On conseille encore de faire un lit de cendres échauffées à un degré convenable et de l'en couvrir, excepté le visage, le placer sur le côté gauche et étendre par dessus le tout une couverture. Avec ces moyens bien dirigés on ranime la chaleur animale ; les pulsations de l'artère temporale se feront bientôt sentir, la respiration deviendra plus libre et plus fréquente ; le retirer ensuite, le nettoyer et l'habiller.

Pour terminer, il faut encore se garder de couvrir les enfants qui paraissent morts avec un linge, une serviette, etc. C'est vouloir les tuer, en augmentant la difficulté de respirer. Nous croyons aussi devoir recommander avec la plus grande instance de ne rien faire avaler aux enfants qui sont dans ce cas ; les liquides quelconques, et à plus forte raison les liqueurs fortes et spiritueuses, tueraient infailliblement.

## DE LA MORT APPARENTE

CAUSÉE PAR UNE CHUTE, PAR DES COUPS OU PAR DES BLESSURES.

Les personnes qui ont le malheur, par une chute, par des coups, etc., de paraître privées de la vie, doivent être traitées par les mêmes moyens à peu près que celles qui sont restées quelque temps sous l'eau. Combien n'avons-nous pas d'exemples qui nous conduisent à tirer cette conséquence importante, qu'une partie des personnes qui meurent subitement par des chutes, des coups, etc., pourraient être rappelées à la vie, si l'on employait auprès d'elles les moyens appropriés et qu'on les continuât pendant un temps convenable ! Sans parler ici de la saignée, qui ne peut être prescrite que par le médecin, pour faire revenir à la connaissance celui qui l'a perdue par une forte impression de cause externe, et pour modifier les douleurs qui en résultent, on pourra remplacer ce procédé par les premiers secours suivants :

Faire respirer l'alcali volatil, qui produit, comme on le sait, de bons effets ; quelques liquoreux spiritueux, ainsi que l'eau de mélisse des Carmes, donnés intérieurement au malade, relèvent la circulation de son abattement. Le blessé ou l'évanoui, mis chaudement dans un lit, éprouve un rétablissement de transpiration ou une transsudation accélérée qui, en désemplissant les vaisseaux, favorise le rétablissement d'une libre circulation. Tous ces moyens ou d'autres analogues employés ensemble produisent l'effet désiré.

## DES MORTS SUBITES

Les secours nécessaires pour rappeler à la vie les personnes mortes subitement sont à peu près les mêmes dans tous les cas ; ils peuvent être administrés par tous ceux qui sont présents à l'accident. Dans les asphyxies, pour obtenir du succès, il faut que les secours soient prodigués quelquefois pendant plusieurs heures de suite, sans se décourager ; car on a des exemples d'asphyxiés rappelés à la vie après des tentatives prolongées pendant six heures et plus. Il faut éloigner les personnes inutiles. Le point essentiel est de rétablir la chaleur vitale et le mouvement, ce à quoi on parvient, en général, par le moyen du feu, des frictions et de la saignée, de l'air introduit dans les poumons, de lavements, de liqueurs cordiales, etc. Les secours doivent être variés selon les circonstances ; l'état du maladé et le simple bon sens suffisent pour suggérer la méthode qu'il faudra suivre ; avoir surtout de la persévérance, ne jamais abandonner un malade. Toutes les fois qu'on est assuré de ne faire que du bien, il ne faut jamais ménager sa peine. Dans la plupart des cas énoncés ci-dessus, l'alcali volatil joue un grand rôle, c'est un puissant stimulant, qui rend ce remède essentiel contre ces accidents qui exposent tous les jours ceux qui en sont les victimes à passer d'une mort apparente à une mort réelle. Il en est de même de l'eau de mélisse des Carmes : c'est un excitant, un stimulant nerveux, considéré comme une panacée universelle. A l'intérieur, la dose est d'une cuillerée à café dans un verre d'eau sucrée. A l'extérieur, on s'en sert en frictions avec une flanelle imbibée, que l'on place ensuite sur l'endroit affecté. Chez les personnes menacées soit d'apoplexie, soit de paralysie, l'usage de cette eau, tant interne

8.

qu'externe, peut être d'un grand secours. Quant à ce qui concerne l'eau chlorurée, elle est très utile dans les cas d'asphyxie par les gaz méphitiques.

## Secours à donner aux personnes qui meurent subitement.

Les morts subites dans lesquelles on a le plus à espérer de l'administration des secours que nous avons indiqués sont celles qui surviennent dans une attaque d'apoplexie, d'affection hystérique, de syncope, ou de telle autre maladie de ce genre où les causes de mort ne sont pas apparentes dans l'instant ; et les différents accidents dans lesquels on peut tenter ces mêmes secours avec avantage sont les suffocations produites par les vapeurs sulfureuses des mines de charbon, par l'air empoisonné des puits et des souterrains fermés depuis longtemps, par les exhalaisons qui s'élèvent des liqueurs en fermentation, comme d'une cuve de vin, de bière, et par les vapeurs du charbon allumé, etc. Les personnes noyées, étranglées, celles qui meurent subitement après avoir reçu des coups, après être tombées, après avoir souffert la faim, après avoir été exposées à un froid excessif, sont encore dans le cas d'être rappelées à la vie par ces mêmes moyens. Peut-être que ceux qui paraissent avoir été tués par la foudre, ou par une agitation causée par un mouvement de l'âme, comme ceux de la peur, de la joie, de la surprise, etc., pourraient également être ressuscités par des moyens convenables, comme de leur souffler fortement de l'air dans les poumons. On sait que ceux qui sont frappés de la foudre tombent presque toujours en syncope ou en sont suffoqués sur-le-champ. Outre les secours indiqués en pareil cas, on peut administrer les cordiaux les plus actifs, et si le malade reprend connaissance, on lui donne alors de la limonade et autres rafraîchissements.

Eu résumé, les moyens employés avec tant de succès pour rappeler les noyés à la vie réussissent également bien dans nombre de cas où les puissances vitales paraissent, dans la réalité, seulement suspendues, et par conséquent capables de renouveler toutes leurs fonctions quand on les remet en mouvement. On frémit quand on réfléchit que, faute de ces attentions, on a enterré nombre de personnes chez lesquelles on aurait pu ranimer les sources de la vie. Toutes ces observations prouvent incontestablement quels succès les personnes même qui n'ont aucune connaissance en médecine peuvent cependant avoir en essayant de rappeler à la vie ceux qui, par accident ou par maladie, paraissent avoir cessé de vivre.

---

**Il existe trois signes certains de la mort :**

1° *La raideur cadavérique.* — Son siége est dans les muscles; elle se manifeste peu de temps après le décès chez les individus qui succombent épuisés à la suite d'une longue maladie; elle est plus lente à se manifester après une mort prompte; elle persiste plus à l'air frais et sec qu'à l'air chaud et humide; sa durée moyenne est de vingt-six à trente-six heures. La raideur cadavérique est vaincue facilement par un effort et ne reparaît plus, en quoi elle diffère de celle qui est l'effet d'un état convulsif.

2° *L'anéantissement de la contractilité musculaire.* — Si l'on met un muscle à nu, à l'aide d'une petite incision pratiquée sur une partie du membre où cette blessure ne puisse avoir aucune suite fâcheuse, et si l'on pique alors le muscle avec l'extrémité d'un instrument aigu, l'absence de toute contraction dans le muscle indique une mort certaine. Dans le cas contraire, il n'y a pas certitude de la mort.

3° *La putréfaction commencée.* — Elle se reconnaît à une coloration verdâtre ou brunâtre, débutant par le cou, la tête ou le ventre, et accompagnée d'une odeur putride particulière.

Nota. — Tant que l'un des trois signes qui précèdent n'a pas été reconnu, on peut dire que le décès n'est pas constaté. Il est donc de la plus haute importance qu'en tout pays le décès soit constaté par un médecin, autrement c'est s'exposer à inhumer un vivant, comme il y en a eu malheureusement trop d'exemples.

---

## INSTRUCTIONS PARTICULIÈRES

Sans craindre de paraître long et minutieux, nous allons examiner de nouveau quelques accidents assez fréquents, dont la gravité est fort alarmante et qui exigent de prompts secours. Puissent les précautions que nous proposons pour éviter les empoisonnements rendre inutiles les contre-poisons, qui font le principal objet de ce travail; puissent aussi ces mêmes contre-poisons ramener à la vie ceux que des circonstances fâcheuses et imprévues mettent dans la nécessité d'y avoir recours. Tout le monde, enfin, doit se graver dans la mémoire nos instructions, parce que c'est toujours à l'improviste qu'on est appelé à en faire l'application. Il doit en être de même pour toutes ces précautions hygiéniques si utiles à connaître, afin de pouvoir, en l'absence du médecin, se secourir soi-même et remédier aux premiers dangers de la plupart de ces indispositions assez fréquentes auxquelles nous sommes tous journellement plus ou moins exposés.

INSTRUCTION SUR LES PLANTES VÉNÉNEUSES.

Les enfants doivent être instruits et mis en garde de bonne heure contre le danger de manger des fruits, des racines, des baies, etc., qu'ils ne connaissent pas. Il faut, autant qu'il est possible, les éloigner de toutes plantes vénéneuses qui sont à leur portée. Elles ne sont pas aussi difficiles à connaître qu'on se l'imagine. Les plantes vénéneuses ont sans doute leur usage; il ne faut donc les cultiver que dans des terrains qui leur sont assignés. Mais comme elles sont souvent nuisibles aux bestiaux, il faut arracher ces plantes de leurs pâturages, et, pour le bien de l'humanité, il faut les éloigner du voisinage des villes et des villages qui, pour le dire en passant, sont les lieux où elles se rencontrent en plus grande quantité. On a vu la ciguë, la jusquiame, l'aconit, la pomme épineuse et la morelle, toutes plantes vénéneuses, croître aux environs de nos villes, et plusieurs personnes être empoisonnées par l'une ou l'autre de ces plantes, et cependant on n'a nullement arraché ces plantes, quoique cela eût pu se faire à peu de frais. Il ne se passe pas d'année qu'on n'entende parler de personnes empoisonnées pour avoir mangé des racines de ciguë au lieu de panais, ou des feuilles de cette plante au lieu de persil, ou par quelque espèce de champignon vénéneux qu'on a cru être de bonne qualité. Ces exemples devraient rendre circonspect sur l'usage des panais et du persil. Mais il faut espérer que les accidents multiples occasionnés par ces substances seront moins fréquents, et que l'on sera plus prudent en récoltant une plante que l'on ne connaît pas. On trouve partout des plantes vénéneuses, et les ignorants et les imprudents en font une triste expérience; mais ces accidents n'arrivent guère que par négligence.

INSTRUCTION SUR LES CHAMPIGNONS.

Les champignons sont parasites ou sortent de terre, tantôt nus, tantôt enfermés dans une coiffe qui se déchire ; ils sont sans feuilles, leur substance est spongieuse ou semblable à du liége, ou molle, ou charnue, quelquefois mucilagineuse. Leur forme est ou simple ou rameuse, quelquefois sphériqne. Plusieurs ont un chapeau pédicule ou sessile, souvent orbiculaire, quelquefois demi-sphérique et attaché par le côté.

En général, il faut rejeter les champignons qui changent de couleur quand on les entame. Une teinte rouge, brillante, est assez souvent l'indice de qualités délétères, comme on l'observe dans la fausse orange et plusieurs autres espèces dangereuses; cependant l'orange vraie qui offre cette coloration est des plus saines.

C'est un malheur que le goût du champignon soit flatteur. Le gourmand s'inquiète fort peu de l'espèce qu'on lui présente, et souvent il en est victime. Les champignons, à la vérité, forment un mets délicat, mais ils deviennent souvent dangereux, en ce qu'ils sont ordinairement ramassés par des gens qui n'en connaissent point les espèces et qui prennent tout ce qui en a l'apparence. D'ailleurs, les meilleurs champignons pris en grande quantité sont nuisibles, parce qu'ils tendent à la putréfaction, et que, par leurs qualités spongieuses, ils se digèrent difficilement, compriment le diaphragme, empêchent la respiration, suffoquent et excitent les débordements de bile par haut et par bas. Il est une précaution que l'on ne doit pas négliger lorsque l'on veut faire usage de champignons dont on n'est pas tout à fait certain. On a remarqué que le vinaigre s'emparait du principe vénéneux des espèces délétères, et c'est ainsi que de fausses oranges ou d'autres espèces aussi dangereuses ont perdu tous leurs principes malfaisants, après avoir séjourné pendant un temps plus ou moins long dans de l'eau fortement vinaigrée que l'on a soin de rejeter ensuite, puisqu'elle contient les parties qui pourraient être nuisibles.

Lorsque nos cuisinières font cuire des champignons, elles ont la bonne habitude d'y tremper une cuiller d'argent ; si elle noircit, c'est une preuve que les champignons sont vénéneux.

L'autorité supérieure, dans sa sollicitude sur tous les objets qui concernent la santé publique, a fait défense d'exposer ni vendre aucun mousseron, morilles et autres champignons d'une qualité suspecte, ou qui, étant de bonne qualité, auraient été gardés trop longtemps.

Les champignons vénéneux ont une odeur déplaisante, infecte, une saveur poivrée, âcre ou amère, la chair en est molle et de consistance subéreuse.

La cassure est souvent laiteuse.

---

INSTRUCTION SUR LA RAGE OU L'HYDROPHOBIE.

Les animaux naturellement sujets à la rage sont, autant que l'expérience l'a appris, toutes les espèces de chiens, les renards et les loups ; les chats communiquent également la rage. C'est après de grandes chaleurs que les chiens sont le plus sujets à cette maladie ; ceux qui ne vivent que de viandes en putréfaction et qui n'ont point d'eau fraîche y sont plus exposés. Au lieu de tuer un chien au moment où il vient de mordre, on doit, au contraire, lui conserver la vie jusqu'à ce qu'on se soit assuré s'il est enragé ou non. On a vu des personnes, après avoir été mordues par un chien, rester dans des terreurs continuelles et mener une vie languissante, faute d'avoir pu s'assurer si leurs craintes étaient fondées, l'animal ayant été tué sur-le-champ. Nombre de circonstances peuvent faire croire mal à propos qu'un chien est enragé; s'il est assailli, effrayé, maltraité, il paraît farouche, et, tout en continuant sa course, il tient la langue brûlante hors de sa gueule; aussitôt on l'assomme, et il passe pour constant qu'il était enragé.

Combien n'avons-nous pas de remèdes réputés infaillibles contre la morsure des chiens enragés? Qu'en résulte-t-il? Le même remède qu'on suppose avoir prévenu la morsure d'un chien qui n'était pas enragé, est conseillé à une personne qui a eu le malheur d'être mordue par un qui l'était réellement; le malade s'y fie, il le prend et il meurt. On ne saurait trop rappeler au public le danger qui existe dans l'usage de ces prétendus spécifiques contre la rage. On ne connaît jusqu'à ce jour de bien certain que la cautérisation suivie d'un traitement convenable.

C'est à la salive, et à la salive seule que le venin s'allie; voilà ce qui fait : 1° que si les plaies sont faites au travers des habits, elles sont moins dangereuses que celles qui ont atteint immédiatement la peau; 2° que les animaux qui ont beaucoup de laine ou de poils épais sont préservés de l'impression du venin, parce que dans ces deux cas les habits, les poils, la laine ont essuyé les dents; 3° les plaies que fait un animal d'abord, après en avoir déjà mordu beaucoup d'autres, sont moins dangereuses que les premières, parce que la salive est en partie épuisée; 4° s'il mord au visage ou au cou, le danger est plus grand et le mal se développe plus promptement, parce que la salive est plus tôt infectée; 5° plus la rage est avancée chez l'animal, plus les morsures sont dangereuses. D'après ce, l'on doit comprendre pourquoi, de plusieurs personnes qui ont été mordues par le même animal, les unes tombent dans la rage et non pas les autres. Il est très prudent d'éviter autant que possible la rencontre des chiens, parce que la rage peut couver chez eux pendant quelque temps avant que de se déclarer par des symptômes caractéristiques, car on a vu cette maladie communiquée par la morsure d'un chien n'ayant qu'une contenance morne et chagrine. On soutient, par des exemples, que ce poison peut rester enseveli dans le corps pendant plusieurs années, et qu'ensuite il se ranime pour tuer le malade. Cette opinion ne peut que rendre la vie malheureuse à ceux qui ont été mordus. Si le malade a été traité sur-le-champ convenablement et si, après avoir pris pendant les quarante jours qui suivent l'instant où il a été mordu, les remèdes qui lui sont prescrits, il ne reste aucun des symptômes de la maladie, il y a lieu de le croire à l'abri de tout danger.

L'hydrophobie, d'un mot grec qui signifie aversion ou horreur de l'eau, est occasionnée par contagion, qui se transmet le plus souvent par la morsure d'un animal enragé, ou bien elle survient spontanément. Il est arrivé que quelques malades sont morts de la rage, après avoir éprouvé tous les autres symptômes de cette maladie, sans avoir montré de difficultés pour avaler ni témoigné la moindre horreur de l'eau. C'est dans ces moments terribles que la voix devient rauque, que le malade la perd entièrement ; l'aboiement des chiens lui fait mal, il a des instants de délire, mêlés quelquefois de fureur. Ordinairement, ces infortunés sentent venir l'accès et conjurent les assistants d'être sur leurs gardes, car ils cherchent à mordre. Plusieurs n'ont jamais envie de mordre, lors même qu'ils y sont portés ; ils craignent de le faire, et avertissent qu'on s'éloigne d'eux. Ainsi il n'y a aucun danger, ou, lorsqu'il y en a, il est facile de le prévenir par quelques précautions. En résumé, les douleurs, les angoisses qu'ils ressentent sont inexprimables ; ils désirent ardemment la mort, et quelques-uns se sont tués eux-mêmes quand ils en ont eu les moyens. Il était d'usage autrefois, aussitôt que la maladie était déclarée, d'abandonner les personnes enragées à leur malheureux sort, car l'opinion qu'elle était incurable, a eu les suites les plus funestes : on les saignait des quatre membres, on les étouffait entre des matelas, des lits de plume, etc. Nous espérons, pour l'honneur de l'humanité, que cette pratique barbare, qui n'a jamais été approuvée par la saine morale, sera désormais considérée comme criminelle.. Une autre barbarie c'est l'abandon fréquent de ces malheureux sans aucun secours, abandon odieux, puisqu'on peut leur donner des secours efficaces. Le gouvernement, dans sa sollicitude pour le bien-être public, a proposé une récompense pour celui qui découvrirait un remède infaillible contre la rage.

En admettant qu'on ait le bonheur de découvrir ce spécifique, il n'en est pas moins vrai qu'il existera toujours à ce sujet beaucoup d'arrière-pensées. Aussi est-il plus prudent de prévenir le mal que d'attendre qu'il soit déclaré pour le combattre ; et, si l'on met chacun à même de se secourir soi-même, lorsqu'un accident semblable arrive, il est certain qu'en neutralisant le virus sur-le-champ, au moyen de la cautérisation, l'on préviendra toute espèce de danger.

Nota. — Une statistique officielle a fait connaître qu'il mourait en France chaque année environ mille personnes d'hydrophobie ; mais il y a lieu de croire que, par les soins que l'autorité supérieure prodigue tous les jours, par les secours multipliés qu'elle emploie, par les instructions qu'elle répand, on en diminuera dans peu de temps le chiffre. Ce renseignement doit imposer à tous les maires l'obligation de se procurer ma boîte de secours.

Les animaux domestiques utiles, tels que les vaches, les bœufs, les chevaux, etc., qui auraient été mordus

par quelque autre animal enragé, et que l'on voudrait
préserver de la rage, seront traités par le fer rouge.
Toute [communication avec les autres animaux sains
sera soigneusement interdite pendant un mois ou six
semaines de suite. On ne doit pas tenter de traiter ceux
en qui l'on commencerait à remarquer quelques signes
de la rage prête à éclater. Les autres animaux moins
utiles, tels que les chiens, doivent être d'abord et dans
tous les cas sacrifiés sans aucune réserve.

### INSTRUCTION SUR LA VIPÈRE.

Etre mordu par une vipère est une chose tellement
grave qu'il est très important d'être bien renseigné en
pareil cas. Il faut savoir reconnaître cet animal redoutable, le distinguer de ceux qui ont avec lui une certaine
ressemblance. La vipère est le seul serpent venimeux
qu'il y ait en Europe. Il y en a plusieurs variétés, mais
elles sont peu nombreuses et elles ne s'éloignent pas
d'ailleurs sensiblement de la vipère commune. Ce qu'il
y a de plus important à bien préciser, c'est la forme de
sa tête ; car, à son simple aspect, on peut reconnaître
la vipère, puisqu'elle offre des caractères particuliers à
cet animal. La tête est en forme de cœur ; le bout du
museau est carré, ressemblant un peu au boutoir du
cochon ; les lèvres sont retroussées et tachées de noir
et de blanc ; enfin sur le sommet de la tête, deux lignes
noires sont disposées d'une telle manière qu'elles re-
présentent parfaitement la lettre V, l'extrémité pointue
de cette lettre étant tournée du côté du museau de l'a-
nimal. On voit encore derrière chaque œil une large
bande noire qui s'étend jusqu'à la quinzième des plaques qui sont alignées en dessous de ce reptile. Ses
yeux sont vifs et brillants, l'iris rouge et la prunelle

noire. Lorsque la vipère veut mordre, elle ouvre sa gueule, les crochets, qui sont couchés dans l'état de repos et enveloppés en partie dans leur poche membraneuse, se redressent subitement, l'animal les enfonce avec fureur, et les deux mâchoires se rapprochant, les glandes qui fournissent le venin se trouvent comprimées ; alors le venin sort par le conduit qui s'abouche avec la base de la dent et, traversant le canal le long de sa rainure, et s'échappant par le trou qui est près de sa pointe, il pénètre dans la blessure. On conçoit, d'après ce mécanisme, que plus l'animal mord avec force, mieux la glande est comprimée, et plus le venin coule avec abondance dans la plaie. Quant à la langue de la vipère, qui est fourchue, grise, molle, susceptible de s'allonger, elle est tout à fait inoffensive ; l'animal la sort souvent, même lorsqu'il est en repos, et il s'en sert pour lapper les insectes. La vipère commune est très abondante dans certaines contrées ; dans le Midi de la France, on rencontre des vipères rousses, connues sous le nom d'aspics ; on en trouve aussi qui sont presque entièrement noires. La vipère habite de préférence les broussailles, les lieux pierreux et arides. Au printemps, on ne l'aperçoit guère avant neuf ou dix heures du matin, et elle est rentrée avant trois heures du soir. Lorsqu'elle est rencontrée, elle fuit en rampant, mais sans sauter ni bondir ; sa démarche est toujours lourde ; elle n'attaque jamais l'homme ni les gros animaux, mais lorsqu'elle est attaquée, elle se redresse sur sa queue, siffle plusieurs fois, et s'élance comme une flèche en ouvrant la gueule. Beaucoup d'expériences sur le venin de la vipère ont été recueillies par les savants ; nous laisserons ces descriptions plus curieuses qu'utiles. Le vrai spécifique de ce venin est l'alcali volatil, et il serait à désirer que les voyageurs eussent toujours à leur portée un flacon de ce remède. Quant à ceux qui se contentent de graisser la piqûre avec la graisse de la vipère dont ils ont été piqués, ce moyen n'est pas suffisant. Il serait préférable, à défaut d'alcali, de se faire sucer la plaie, et ensuite de la frotter avec de l'huile d'olive chaude. L'usage de sucer les poisons est très ancien ; quand on ne peut pas dilater une plaie, c'est le moyen le plus court pour en extraire le poison. On ne court aucun danger à sucer ces poisons, parce que pour nuire il faut en général qu'ils soient entrés dans le corps par une plaie ; cependant il faut avoir soin de se laver souvent la bouche avec de l'huile d'olive, pour se garantir de tout inconvénient. Les Indiens suivent encore aujourd'hui cette pratique.

Nos couleuvres ne sont que très peu vénimeuses ; leurs morsures occasionnent une légère inflammation douloureuse qui conduit à l'insomnie.

---

### INSTRUCTION SUR LES INSECTES VÉNIMEUX.

Un très grand nombre d'insectes font des piqûres qui occasionnent une douleur vive et brûlante. On sait que cet accident se produit au moyen d'un dard ou aiguillon que porte l'animal ; mais le mécanisme à l'aide duquel il a lieu n'est pas généralement connu. Voici ce qui se passe : l'abeille, par exemple, porte à la base de son aiguillon une petite vésicule, remplie d'une matière irritante, laquelle, au moyen de cet aiguillon, est introduite profondément dans la peau. La personne qui est piquée ne manque jamais de faire un mouvement brusque qui oblige l'insecte à se retirer vivement, et son aiguillon se trouvant alors brisé et séparé de son corps, reste dans la plaie. De là deux causes qui concourent à l'inflammation de la piqûre et à la souffrance du malade : la substance vénéneuse d'une part et l'aiguillon de l'autre.

Les effets produits sur l'espèce humaine par la piqûre des insectes sont variables et relatifs surtout au nombre de ces piqûres à la région du corps qu'elles affectent. Ainsi, tandis qu'une ou deux blessures de ce genre ne produiront qu'une douleur tolérable et des accidents légers, un grand nombre détermineront la douleur la plus brûlante que l'on puisse imaginer et les accidents les plus graves. Chez les enfants, le délire peut se manifester rapidement, la fièvre s'allumer et la mort survenir en assez peu de temps.

*L'abeille.* — Dans le cas de piqûre par une abeille, guêpe, etc., l'aiguillon restant presque toujours dans la blessure, la première chose à faire est donc de l'extraire. Pour cela on peut presser la chair dans le sens le plus commode, pour faire jaillir le dard, puis on l'arrache soit avec les doigts, soit avec une petite pince, en prenant les précautions nécessaires pour ne pas le briser.

Mais il peut arriver que la frayeur, la maladresse empêchent de faire convenablement cette petite opération; puis les piqûres peuvent être tellement nombreuses qu'il soit impossible au malade d'avoir la patience nécessaire pour supporter longtemps la douleur et rester dans l'immobilité indispensable. C'est dans ces circonstances qu'il faut passer de suite au traitement.

Calmer la douleur et faire avorter l'inflammation est le but qu'on doit se proposer; on l'atteint en faisant sur la peau, qui est le siége des piqûres, des applications réfrigérantes et astringentes, comme pour les brûlures de premier degré. C'est ici le cas d'indiquer un remède populaire qui est employé avec avantage par les paysans : ce moyen si simple et si efficace est la boue du chemin. Ce remède est très rationnel, car l'eau que l'on applique alors a délayé la poussière des cailloux, et ces pierres broyées par les voitures sont très astringentes.

Les applications froides et astringentes n'ont pas toujours suffi à prévenir toute l'inflammation ; des accidents peuvent se déclarer, et, dans le cas de piqûres nombreuses, la vie du malade se trouve en danger. C'est dans ces circonstances qu'il serait alors très imprudent de se guider soi-même ; aussi doit-on bien vite appeler le médecin.

*L'araignée.* — Ses piqûres n'offrent pas grand danger ; il y en a cependant de vénimeuses et dont on doit appréhender les suites. Lorsque la partie piquée s'enflamme, qu'elle prend une couleur plombée, et qu'il s'y élève de petites tumeurs cutanées, vésiculeuses, transparentes, qui contiennent une humeur séreuse , le malade ne tarde pas à éprouver des nausées, un engourdissement par tout le corps, l'assoupissement ou le délire, des tremblements, des convulsions, etc. Il faut tout aussitôt frictionner avec l'alcali volatil ou laver avec de l'eau salée la partie piquée, puis administrer quelques cordiaux. Si on avale une araignée, cela causant beaucoup d'inquiétude, il est toujours prudent d'exciter le vomissement et d'user de quelques cordiaux, tels que l'éther sulfurique ou l'élixir de menthe poivrée, à la dose de quelques gouttes sur du sucre.

*Le crapaud.* — Il y a dans sa bave, comme dans son urine, un venin très pénétrant et très dangereux ; les signes de ce poison sont la bouffissure et une espèce de jaunisse, le vomissement, la noirceur de la langue et des lèvres, le vertige, les convulsions, la syncope, etc. S'il est entré dans nos aliments , on excite le vomissement et les autres évacuations qui peuvent l'expulser. On peut se garantir des mauvais effets de cette morsure en lavant promptement la partie affectée de la bave avec de l'alcali volatil, de l'urine, du vin.

INSTRUCTION SUR LE CHARBON ET LA PUSTULE MALIGNE.

L'anthrax et le charbon, c'est la même maladie. Elle se déclare par une fièvre caractérisée par une sécheresse et une chaleur brûlante à la peau, un accablement extrême, des vertiges, de l'anxiété, de la sécheresse à la langue, une soif vive, souvent par le vomissement et la diarrhée ; puis bientôt on voit apparaître sur quelques parties du corps une petite ampoule autour de laquelle s'en développent plusieurs autres, plus petites et pleines comme elle de sérosité, c'est-à-dire d'un liquide jaunâtre, lesquelles, en quelques jours, prennent une teinte brune, puis noire, et finissent par former une grosseur étendue et d'un noir livide. C'est le charbon qui frappe de gangrène une partie du membre et quelquefois le membre tout entier ; maladie terrible, due à une profonde décomposition du sang et des humeurs, et qui emporte quelquefois le malade en vingt-quatre ou quarante-huit heures, avant même l'apparition des pustules charbonneuses. La pustule maligne n'est qu'une variété du charbon ; elle consiste en des taches livides, bleuâtres ou noires, fort étendues, causant de vives douleurs et finissant par se convertir en phlyctènes gangréneuses.

Le traitement de ces terribles maladies est très compliqué et exige l'emploi de moyens chirurgicaux. Il faut donc se hâter de faire appeler, dès leur début, un médecin.

Les causes internes du charbon supposent un vice général dans la masse du sang, et ce vice consiste dans son épaississement et son âcreté ; à cela on peut ajouter toutes les longues maladies où il y a eu de la malignité, l'usage des aliments gâtés ou corrompus, les chagrins, la mélancolie, les travaux excessifs, etc. ; si la raison appuie cette théorie, l'expérience la confirme, car on remarque que le charbon est plus commun dans les pays chauds que dans les pays froids et tempérés, et il survient surtout aux moissonneurs, qui font des travaux excessifs sous un ciel brûlant et qui ne sont nourris que d'aliments grossiers. Les causes externes de cette affection sont celles qui produisent un vice local et particulier à la partie attaquée du charbon ; c'est pourquoi ceux qui écorchent les animaux morts de maladies suspectes sont très exposés au charbon. Les chirurgiens qui, en pansant des plaies gangrenées, laissent longtemps croupir sur leurs mains le pus, sont souvent attaqués du charbon. Ceux qui vivent dans la malpropreté y sont sujets. Le pronostic du charbon est toujours fâcheux, parce que cette humeur tend à la mortification et à la gangrène. Le danger augmente ou diminue suivant les causes qui ont produit ce mal ; ainsi un charbon causé par un levain pestilentiel est mortel, et il est très dangereux s'il est causé par une fièvre maligne. Celui qui est situé sur des parties tendineuses ou nerveuses produit des symptômes très alarmants, et par conséquent augmente le danger. Celui qui survient au visage donne tout à appréhender. Enfin, le plus dangereux est celui qui vient au cou, parce qu'il forme une ligature qui empêche le retour du sang par les veines, et fait que le cerveau se trouve engorgé, d'où peuvent naître des accidents souvent mortels. Un charbon qui disparaît tout d'un coup, sans cause manifeste, est un signe de mort presque certain. Le point important est d'attaquer le mal dans son propre siége. Pour cela, il faut scarifier la partie charbonneuse pendant que le charbon est encore dans son premier état, et le brûler jusqu'au vif avec des escarrotiques. Par là, on donne issue au sang noirâtre, brûlé, prêt à se corrompre et à faire éclore la gangrène. Il faut ensuite faire tomber l'escarre avec la pointe de ciseaux, quand elle est en

9.

partie détachée ; il ne faut pas attendre qu'elle tombe d'elle-même, parce que la gangrène ferait des progrès au-dessous sans qu'on l'aperçoive et qu'on puisse y remédier. Si, après la cautérisation, il paraît encore quelques restes de gangrène, il est prudent de recommencer de nouveau à brûler la partie mortifiée, pour détruire le mal dans toutes ses racines ; ensuite on fait tomber l'escarre comme auparavant, et l'on panse la plaie avec des digestifs ordinaires aiguisés avec de l'eau-de-vie camphrée, ou des lotions d'acide phénique, etc., pour empêcher la gangrène de renaître.

Nota. — Si, malgré tous ces moyens, la gangrène persiste et que rien ne puisse la combattre, dans une circonstance aussi fâcheuse, il faut vite recourir aux pansements avec l'onguent universel, qui, en raison des expériences qui en ont été faites toujours avec succès, doit à juste titre en être considéré comme le vrai spécifique.

---

### INSTRUCTION SUR LES POISSONS ET LES VIANDES GATÉES.

Les moules, dont il a déjà été question, le homard, la lamproie, le congre et quelques autres poissons donnent lieu souvent à des symptômes alarmants, qui sont ceux d'un véritable empoisonnement.

La chair des animaux, qu'elle soit rôtie, bouillie, salée ou fumée, est susceptible dans des cas donnés d'acquérir des propriétés malfaisantes, capables de produire des empoisonnements aigus ou chroniques. D'après le docteur Vetter, toutes sortes de viandes sont susceptibles d'acquérir les propriétés morbifiques en question, lorsque, après avoir été préalablement bouillies, on les garde trop longtemps sans en faire usage. Leur altération ne ressemble alors en rien à celle qui atteint la chair crue. Le danger est d'autant plus grand qu'il n'est pas apparent; la couleur, la saveur et l'odeur de ces viandes sont peu propres à faire connaître leurs propriétés malfaisantes. Il faut encore ranger dans la classe des corps en décomposition le principe toxique qui se développe quelquefois dans certaines préparations de charcuterie. En Allemagne, on a constaté plusieurs centaines de cas où la mort a été occasionnée par des boudins gâtés. D'après ce, on doit comprendre le danger de l'ingestion, et nous observerons que l'ingestion n'est pas le seul moyen d'absorber cette sorte de poison. Ainsi, du sang corrompu, du pus, du fiel en putréfaction, appliqués sur des plaies vives, causent des vomissements, la prostration et la mort. Les cadavres des amphithéâtres d'anatomie arrivent souvent à un état de décomposition qui peut se communiquer à un être vivant, et la moindre blessure faite par un scapel qui a servi à la dissection peut causer une maladie mortelle.

Quand la viande, etc., après avoir été gardée trop longtemps ou exposée à un air trop chaud, est prête à passer à un état de corruption, voici un moyen bien simple d'en arrêter les progrès et de la rendre mangeable et même saine ; c'est de mettre dans la marmite ou la daubière quelques petits morceaux de charbon. Pour préserver, dans les voyages de long cours, l'eau de la putréfaction, on doit la conserver dans des tonneaux passés au feu et charbonnés. Lorsqu'il s'agit de rétablir du poisson très avancé, il suffit de mettre, en le cuisant de l'eau, du sel et du vinaigre en quantité suffisante.

Nota. — C'est principalement la viande des animaux malades ou atteints de maladies épidémiques qu'il est très dangereux de manger. Aussi est-il à désirer que rien ne soit délivré dans les boucheries et charcuteries qu'après avoir été visité par un vétérinaire, comme cela du reste se pratique dans la plupart de nos grandes villes.

Pour règle générale, il est imprudent de faire usage de fruits, de légumes, de poissons, de viandes et de boissons gâtés ; on s'expose à des maladies plus ou moins graves, comme nous l'avons déjà dit ; pour l'empoisonnement par les matières putrides prises comme aliments, il faut se hâter d'en provoquer l'expulsion, et combattre les accidents nerveux par l'éther sulfurique.

---

### EMPOISONNEMENT PAR LE LAURIER-ROSE.

*Arbrisseau cultivé dans les jardins.* — Ses feuilles sont réputées narcotiques ; leur infusé aqueux ou huileux est employé dans les dartres et la gale. Il est vénéneux. Un enfant mourut pour avoir mâché une quantité de fleurs de laurier-rose ; il fut d'abord atteint de coliques violentes, et sans chercher la cause de cette indisposition, qui prit bientôt un caractère alarmant, l'enfant fut pris d'une fièvre brûlante et succomba au bout de deux jours. En 1809, devant Madrid, un soldat eut la malheureuse idée de couper des branches de laurier-rose pour en faire des broches et enfiler des viandes que l'on mit rôtir ; cette circonstance suffit pour amener de bien tristes résultats, car sur douze soldats qui mangèrent de ce rôti, sept moururent, et les autres furent dangereusement malades.

---

### SUR LE NETTOYAGE DES BOUTEILLES AVEC LE PLOMB.

On a souvent l'habitude de nettoyer les bouteilles avec du plomb de chasse ou en grenaille ; il peut en résulter des conséquences funestes, présentant tous les symptômes d'un empoisonnement. On cite un individu qui fut pris de violentes coliques après avoir bu quelques verres de vin ; on observa que la bouteille renfermait 10 grains de plomb, qui peu à peu avaient été transformés en carbonate de plomb. Tant que la liqueur avait coulé claire, elle n'avait rien produit ; mais aussitôt qu'on était arrivé près du fond, elle s'était trouvée contenir, en dissolution ou en suspension, le sel de plomb qui avait donné lieu aux accidents.

### EMPOISONNEMENT PAR LES TÊTES DE PAVOT.

On emploie en médecine les têtes ou coques du pavot blanc ; elles sont narcotiques et somnifères, elles calment les douleurs, épaississent les sérosités âcres qui tombent sur la poitrine et adoucissent la toux, etc. Combien n'en voyons-nous pas qui journellement donnent une décoction de pavot à leurs enfants, pour les empêcher de crier en les provoquant au sommeil ? Ce somnifère, à haute dose, peut causer un empoisonnement, comme cela est arrivé souvent, qui se manifeste par l'altération des traits, la sueur froide des membres, la roideur de tout le corps et l'insensibilité du pouls. Des lavements, une potion acidulée et des fomentations aromatiques réussissent dans ce cas-là. Les mêmes observations sont à faire pour le sirop diacode ou de pavot blanc.

### EMPOISONNEMENT PAR DES FRAISES.

Les fraises sont rafraîchissantes et humides, spléniques et néphrétiques ; elles fortifient le cœur et le cerveau, et elles résistent au venin, mais elles se corrompent facilement ; dans une tasse de tôle coloriée en vert, on avait placé le matin des fraises qui ne furent servies que le soir, et, peu de temps après, les personnes qui en mangèrent furent prises de nausées et de vomissements. Le lait fut donné pour calmer la sensation de brûlure dont l'estomac était le siége. Les symptômes se prolongèrent et des étourdissements survinrent ; on insista sur l'usage du lait associé à l'eau de laurier-cerise, et la santé des malades se rétablit. Analyse faite, on reconnut que la matière colorante de la tasse était l'arsénite de cuivre. Cet exemple est cité comme un nouveau témoignage du danger que présente l'emploi des vases altérables par les aliments qui doivent y séjourner.

<hr>

EMPOISONNEMENT PAR LE SEL D'OSEILLE.

Ce sel est extrait de l'oseille et de l'alleluia. On écrase ces plantes, on clarifie le suc, on le fait évaporer et on le laisse cristalliser. Blanc, en cristaux opaques, plus acide que celui de la crème de tartre auquel il ressemble. Astringent, rafraîchissant, poison à haute dose. Une dame, par suite d'erreur, prend 15 grammes de ce sel pour de la crème de tartre, le délaie dans un verre d'eau tiède, et boit ce breuvage, malgré sa saveur mordicante. Aussitôt l'ingestion, elle est saisie de violentes douleurs d'estomac, elle tombe en proie à d'horribles convulsions, et meurt après huit ou dix minutes. Il fut impossible de lui administrer à temps le contre-poison. Elle ne put articuler que quelques paroles : Ça me brûle, je suis empoisonnée... Après quoi, l'agonie survint. Ce fait révèle que ce sel est un poison d'une énergie redoutable, et d'autant plus dangereux qu'on l'emploie journellement sans méfiance dans l'économie domestique, pour enlever sur le linge et le papier les taches d'encre.

---

## DU CHAULAGE DES GRAINS PAR DES SUBSTANCES TOXIQUES.
### DE SES INCONVÉNIENTS ET DE SES DANGERS.

Le chaulage est une opération chimique, mise en pratique pour détruire, dans la semence du blé, les germes d'une plante parasite nommée vulgairement carie et charbon par les agriculteurs. Dans le principe, par ordre du gouvernement, il ne fut question que de l'emploi de la chaux. Cette méthode fut bientôt admise par tous les cultivateurs intelligents. Depuis, on ignore quand et comment a pris naissance le chaulage par l'arsenic et autres matières toxiques, qui malheureusement s'est répandu dans un grand nombre de départements, et que l'on devrait proscrire par un article de loi, car il est évidemment reconnu que le chaulage à l'arsenic, au sulfate de cuivre, au sulfate de zinc et autres matières toxiques, peut être la cause d'accidents graves, par suite de l'insouciance et de l'imprudence des laboureurs.

---

## EMPOISONNEMENT PAR LE SEL DE NITRE.

On le retire en grand des nitrières artificielles ou naturelles ; c'est là le salpêtre cru, qui a besoin d'être purifié par lavage et cristallisation ; c'est à ce sel que les plantes dites nitreuses, comme la bourrache, la buglose, la pariétaire, etc., doivent leurs propriétés diurétiques (qui favorisent la sécrétion de l'urine). Entier, le sel de nitre se présente sous forme de masses aiguillées, blanches, inodores. Saveur fraîche et urineuse, puis amère. A petite dose, c'est le diurétique par excellence ; à haute dose, c'est un poison qui, loin d'être irritant, âcre, inflammatoire, incendiaire, est au contraire hyposthénisant, réclamant l'emploi des stimulants comme antidotes, de préférence aux antiphlogistiques.

---

### EMPOISONNEMENT PAR DES RACINES DE JUSQUIAME PRISES POUR DES RACINES DE PANAIS.

La jusquiame est une plante à tige herbacée, velue, à feuilles grandes, blanchâtres, également velues, et à fleurs jaune pâle veinées de pourpre. Toute la plante exhale une odeur vireuse, tabacée, forte et désagréable. Elle croît dans les lieux incultes. Narcotique et particulièrement employée pour apaiser les spasmes. Sa racine a été prise quelquefois pour de petits panais et même aussi pour de la racine de chicorée. Il en est résulté divers cas d'empoisonnement, et notamment celui des habitants d'un couvent qui furent tous empoisonnés par cette même racine prise pour de la racine de chicorée. C'est là, comme tant d'autres, une fatale erreur dont les conséquences sont fâcheuses, et qu'il faut avoir soin d'éviter en employant des racines identiques en apparence.

---

### AVERTISSEMENT AUX PRISEURS.

Il est bon d'appeler l'attention sur un danger auquel les personnes qui font usage de tabac s'exposent en conservant cette drogue dans des boîtes de plomb. Il a été reconnu que le tabac à priser, lorsqu'il est un peu humide, oxyde le plomb qui se convertit en divers sels, savoir : acétate, carbonate et sulfate plombiques. Depuis que ces faits ont été révélés, l'administration a substitué dans l'empaquetage les feuilles d'étain aux feuilles de plomb.

---

MOYEN FACILE D'ÉPURER LES EAUX CORROMPUES ET DE LES RENDRE
POTABLES.

Prenez des charbons qui viennent de s'éteindre, pulvérisez-les, mettez-en une cuillerée dans un chopine d'eau corrompue, et laissez reposer pendant quelques minutes ; ensuite, filtrez à travers un papier brouillard, l'eau sera désinfectée.

---

EMPOISONNEMENT PAR LES ESCARGOTS.

Aujourd'hui que nos gourmets en font une si grande consommation, il est à propos de bien faire connaître les propriétés de ce limaçon. Il est très commun dans les vignes du Midi. Il contient un mucus abondant. Le docteur Chrestien, de Montpellier, a dit : Je n'ai pas trouvé de remède plus efficace que les escargots contre les maladies de poitrine. Les meilleurs sont ceux qui vivent au soleil et dans les vignes d'herbes odorantes ; il faut les ramasser avant le lever du soleil. Les escargots sont réfrigératifs, incrassants, glutinatifs, lénitifs et salutaires aux nerfs et aux poumons ; on les estime dans la toux, la phthisie, le crachement de sang et les autres affections de poitrine. La limace rouge a les mêmes propriétés. Nous allons maintenant transcrire cet empoisonnement par les escargots, qui est consigné dans l'*Encyclographie médicale*. Une famille de paysans, des environs de Toulouse, a été victime d'un empoisonnement; le médecin qui a soigné les empoisonnés donne les détails suivants :

D'après ce que je recueillis et surtout d'après les symptômes, je n'eus pas de peine à reconnaître un empoisonnement de la nature de ceux qui sont occasionnés par les végétaux appelés narcotico-âcres, tels que la belladone, la jusquiame, la pomme épineuse, etc. Il ne resta plus de doute dans mon esprit sur la cause de cette terrible maladie, après que j'eus appris que les limaçons dont on avait fait usage avaient été recueillis dans des buissons de redoul (*coriacia myrtifolia*). On sait que les feuilles et les jeunes pousses de cette plante sont un poison pour les animaux domestiques qui les broutent, et qu'elles les tuent après leur avoir occasionné des vertiges, etc.; mais ce qu'on ne sait pas, c'est que la chair de ces animaux peut causer les plus grands dangers et donner même la mort. Un semblable accident est rare, mais il est assez fréquent de voir chez nos paysans des indispositions occasionnées par les escargots ; cela vient de ce qu'ils les mangent immédiatement après les avoir recueillis. On devrait, à l'exemple des anciens Romains, ne servir ces animaux sur les tables qu'après les avoir gardés quelque temps, en leur donnant pour nourriture du son et du serpolet; c'est encore un moyen de les manger plus gras et plus savoureux. L'escargot est un aliment visqueux et compacte, également très lourd, dont doivent se priver les personnes qui digèrent difficilement et qui sont indisposées.

Nota. — Les escargots se nourrissent impunément de plantes vénéneuses ; on ne doit en faire usage qu'après les avoir laissés se dégorger.

#### DE LA GRENOUILLE ET DE L'ÉCREVISSE COMME NOURRITURE.

La grenouille aquatique est la meilleure, surtout la verte, qui vit dans les rivières et les fontaines. Celle des marais est rejetée comme pernicieuse. La terrestre vaut moins que l'aquatique, et celle qui a des mouchetures sur la peau passe pour venimeuse. La grenouille est peu nourrissante et légère. Son bouillon se donne dans la fièvre et les maladies aiguës ; excellent aussi aux phthisiques, dans les toux invétérées, pour humecter, adoucir et faire dormir. La grenouille verte des bois a les mêmes propriétés.

L'écrevisse ou cancre est un poisson à écailles, dont il y a deux espèces générales : une de mer, et l'autre d'eau douce. Ces dernières sont connues de tout le monde ; elles sont bonnes à manger et faciles à la digestion. Elles sont propres pour la phthisie, pour l'asthme, pour purifier le sang, prises en bouillon ou en substance. Les écrevisses de mer sont appelées homards ; mêmes propriétés.

#### DES HUITRES VERTES.

L'huître est un poisson à coquille naissant dans la mer, connu de tout le monde ; c'est un aliment très nourrissant et de facile digestion ; on peut en manger en grande quantité, sans aucun inconvénient. Cependant il n'est pas prudent d'en faire usage quand on est indisposé, parce que cet aliment est de nature froide. De même que les écrevisses, les huîtres, prises en bouillon ou en substance, sont bonnes pour les phthisiques et les hectiques.

Les huîtres vertes sont de la même espèce et viennent des mêmes lieux que les autres. On peut les verdir à volonté, mais non en hiver et dans les grandes chaleurs. Pour leur donner cette couleur, on choisit un parc assez petit, dans lequel on fait entrer l'eau de la mer. Il faut ordinairement un mois pour que les huîtres prennent une couleur verte foncée. Les gastronomes les recherchent. Il est bien reconnu que les huîtres colorées sont aussi saines que les autres. Il faut néanmoins se méfier de la couleur verte qu'on peut leur donner. On cite une famille qui faillit devenir victime de cette fraude... Vu les maladies propres à ces coquillages dans la saison chaude et la facilité qu'ils ont de se putréfier, ils ne doivent pas être vendus depuis le mois de mai jusqu'en septembre, parce que leur chair est molle, bleuâtre, d'un suc laiteux insipide et malsain.

La truffe est un aliment très recherché par les gourmets ; on ne doit en manger qu'avec modération, car elle est indigeste et échauffante. S'en interdire l'usage quand on est indisposé.

---

LE CHOIX DES VASES DANS LESQUELS SONT PRÉPARÉS OU CONSERVÉS LES ALIMENTS MÉRITE DE FIXER L'ATTENTION.

Les vases de porcelaine et de terre bien vernissée sont, ainsi que les vases d'argent au premier titre et les vases en fer, en fer battu étamé et en ferblanc, les seuls dont la prudence doive permettre l'usage.

Les vases en cuivre sont toujours dangereux ; ils le sont moins, toutefois, lorsqu'ils sont bien étamés. Dans aucun cas il ne faut laisser refroidir des aliments, quels qu'ils soient, dans ces sortes de vases ; dès que l'ébullition cesse, le danger commence.

Les vases en plomb et en zinc doivent être bannis d'une manière absolue des cuisines, et ne jamais servir à conserver des aliments solides ou liquides. Ces deux métaux communiquent aux aliments des propriétés vénéneuses.

Lorsqu'on se sert de robinets en cuivre pour tirer le vin, la bière, le cidre ou le vinaigre, il faut que les robinets reçoivent, tant à l'intérieur qu'à l'extérieur, un étamage double à l'étain fin. La prudence commande de n'employer que des robinets en étain pur.

---

### POISSON EMPOISONNÉ PAR LA COQUE DU LEVANT.

Ce fruit, de la grosseur d'une petite noisette, rond, noirâtre, est d'une saveur âcre et amère ; c'est dans son amande que réside sa partie vénéneuse ; il enivre et tue le poisson qui, venant à la surface de l'eau, peut être pris à la main. Ce poisson empoisonné, si on le mange, peut occasionner des accidents graves, tels que douleurs, vomissements et diarrhées, qui ordinairement mettent fin aux dangers. Aussi est-ce avec raison que la vente de ce fruit, considéré comme poison, est défendue.

---

## DANGERS DES COSMÉTIQUES
### qui contiennent des substances irritantes et toxiques

—

### DE LA COSMÉTIQUE.

La cosmétique est la partie de l'hygiène de la toilette, qui enseigne à faire usage des cosmétiques pour conserver la beauté naturelle, et faire disparaître ou diminuer la laideur et les difformités du corps.

Nous réunissons ici plusieurs cosmétiques, aussi utiles qu'agréables, dont on peut se servir hygiéniquement, soit comme préservatifs de certaines affections, soit dans l'intention de conserver les attributs de la beauté, inséparables d'une santé régulière. Chacun pourra désormais, en toute confiance, faire usage de mes cosmétiques préparés avec le plus grand soin, et dont les résultats sont toujours satisfaisants.

L'HYGIÈNE DE LA CHEVELURE.

Que de remèdes prônés chaque jour contre l'alopécie, la chute des cheveux et la calvitie, l'absence de cheveux ! que de remèdes aussi pour teindre et noircir les cheveux et la barbe ! La plupart de ces compositions, qui contiennent des substances irritantes et toxiques, peuvent d'abord occasionner des accidents plus ou moins graves ; puis, loin d'obtenir le but que l'on désirait atteindre, on s'aperçoit malheureusement bientôt que les cheveux se dessèchent, blanchissent et tombent complétement ; aussi que de chauves et de perruques !

L'oléoline, qui a tout à la fois les excellentes propriétés de faire pousser les cheveux, de les empêcher de tomber et de grisonner, a de plus le grand avantage de nettoyer la tête et de conserver la chevelure toujours belle, souple et brillante. Il s'agit tout simplement, comme objet de toilette, de s'en parfumer les cheveux à volonté et de s'en faire le soir de bonnes onctions sur le derme chevelu, lorsque l'on en sent la nécessité.

L'HYGIÈNE DES DENTS.

La plupart des compositions indiquées pour blanchir et nettoyer les dents contiennent un excès d'acide dont l'action finit à la longue par en altérer l'émail, ce qui doit nécessairement produire de graves inconvénients ; aussi combien n'avons-nous pas de personnes qui ont les dents gâtées, et qui souvent sont obligées de s'en faire arracher pour apaiser leurs douleurs de dents ? Après toutes ces opérations, il arrive que l'on finit par avoir la bouche complétement dégarnie de sa plus belle parure.

Ma poudre dentifrice, qui a pour but principal de prévenir les inconvénients qui peuvent arriver par l'amas du tartre ou de tout autre objet, a la vertu de nettoyer les dents, de les blanchir et de les tenir propres. On s'en sert avec une petite brosse que l'on mouille, afin que la poudre s'y attache, et on s'en frotte les dents ; puis on se lave la bouche avec un peu de mon élixir dentifrice (quelques gouttes dans un verre d'eau). Cet elixir, de même que l'eau de Botot, peut s'employer à volonté. On s'en lave, on s'en rince et on s'en parfume la bouche avec quelques gouttes dans un verre d'eau.

Ces soins de toilette et de propreté suffiront pour obtenir avec succès tout ce qui a rapport à l'hygiène des dents. Chacun peut donc facilement se nettoyer et blanchir les dents, les préserver de la carie, se garantir des fluxions et douleurs, entretenir le bon état de ses gencives, et, chose très appréciable, conserver toujours sa denture belle, forte et saine.

Quant aux gouttes Berbey, c'est un spécifique infaillible pour calmer à la minute le mal de dents, quelque violent qu'il puisse être. On en imbibe un morceau de coton que l'on introduit avec précaution dans la cavité de la dent cariée, sauf à renouveler si la douleur persistait, ou bien encore on tient un instant environ une cuillerée de cette lotion tiède dans la bouche, du côté des dents gâtées ; la rejeter et surtout n'en point avaler.

---

### L'HYGIÈNE DU TEINT ET DE LA PEAU.

Les véritables cosmétiques ne doivent, en général, avoir pour bases que des substances adoucissantes et émulsives, car les composés où entrent les oxydes de plomb, de bismuth, de mercure, etc., ne peuvent que corroder et dessécher la peau, et de plus avoir des inconvénients plus ou moins graves pour la santé.

Ma crême d'amandes, qui a l'excellente propriété de blanchir la peau et de la maintenir en état de souplesse et de fraîcheur, de détruire les rides et de faire disparaître les boutons, dartres, feux volages et autres taches plus ou moins suspectes, doit nécessairement, à juste titre, être préférée à toute autre composition de ce genre, si l'on veut conserver les attributs de sa beauté.

---

### L'HYGIÈNE DES MAINS.

De même que pour le teint, rien n'est plus contraire, dans ces cas-là, que d'employer des cosmétiques qui, tout en nettoyant, comme le font les savons de toilette, ont le grand inconvénient de rougir et de dessécher la peau. Avec l'emploi de la poudre cosmétique pour les mains, on les conservera toujours blanches, douces et délicates. Il suffit de s'en frotter avec un peu d'eau, sous forme de pâte, puis de se les laver à grande eau.

---

## DANGERS DES FARDS

—

### LE BLANC ET LE ROUGE.

On voit que la plupart des nations de l'Asie et de l'Afrique sont encore dans l'usage de se peindre de

différentes couleurs diverses parties du corps, d'après
les idées qu'elles se sont formées de la beauté. On sait
aussi que les femmes russes font usage du rouge, s'ar-
rachent les sourcils, se les peignent, ou s'en forment
des artificiels. Enfin, le blanc et le rouge ont fait fortune en France. Cette mode y fut apportée par les Ita-
liens qui vinrent à la cour de Catherine de Médicis.
Aujourd'hui, dans nos théâtres surtout, on en fait une
énorme consommation, afin de se donner de l'animation, un air de fraîcheur et de jeunesse, sous l'éclat des
bougies. Pour un moment de gloriole et de satisfaction,
chez nos jolies femmes, que de regrets et de laideur
en perspective, car enfin, avec ces onctions à base vénéneuse, il y a là un poison qui, en s'infiltrant peu à
peu à travers les pores de la peau, doit inévitablement
la corroder, la dessécher, la flétrir et la noircir; puis
les yeux s'enflamment et rougissent, la figure se couvre
de boutons, dartres et rugosités, la santé s'altère, et
l'on finit enfin par être réduit à l'état de cadavre. J'ai
eu occasion de voir plusieurs jeunes actrices qui, après
s'être maquillées de la sorte, étaient venues en plein
jour s'ébattre à l'extérieur du théâtre ; elles étaient si
hideuses, qu'on aurait dit des démons sortis de l'enfer.
Ah ! Mesdames, croyez-moi ; ayez le soin de bien entretenir vos épaisses et brillantes chevelures, de bien
tenir propres vos belles et blanches dents, de bien
nettoyer vos jolies et délicates mains ; gardez-vous bien
aussi de ternir votre teint si pur, si frais et si velouté,
de dessécher vos lèvres si douces et si rosées ; les
moyens sont mis à votre disposition pour opérer tous
ces prodiges, et si vous les mettez en pratique, vous
conserverez toujours la puissance de vos charmes et de
vos attraits.

Mes fards sont sans danger pour la santé ; il n'en est
pas de même du nitrate de bismuth, nommé aussi blanc
de fard, et de quelques autres minéraux, tels que les

oxydes de plomb, de mercure, etc., qui ne peuvent qu'amener des accidents plus ou moins graves. Quant à mon rouge végétal, d'après sa composition, de même que pour le blanc de fard, son emploi n'altère en rien ni la santé ni la beauté.

----

### POUDRE ASTRINGENTE ET PARFUMÉE POUR BAINS.

Cette poudre fortifie la peau, la resserre, modère les transpirations trop abondantes, tonifie le corps, fait disparaître les efflorescences et les gerçures, et rend l'eau du bain très salutaire dans les cas de fleurs blanches. Il suffit tout simplement de jeter dans son bain une poignée plus ou moins forte de cette poudre.

----

### L'HYGIÈNE DE LA TOILETTE DU BOUDOIR.

Tous ces cosmétiques, y compris un flacon d'essence de Cologne, dont l'odeur si suave ne laisse rien à désirer comme parfum, sont renfermés dans une boîte élégante.

Là se trouve réuni tout ce qu'il y a de plus utile et de plus indispensable pour l'hygiène de la toilette du boudoir. (Prix : 100 fr.)

C'est un beau cadeau à faire, et qui toujours est accepté avec bonheur et joie.

----

## INSTRUCTIONS

—

### INSTRUCTION SUR LES BOISSONS ET LES LIQUEURS ALCOOLIQUES.

Par l'usage immodéré, les liqueurs alcooliques deviennent de vrais poisons, qui abrutissent l'intelligence, détruisent les forces du corps et produisent des maladies plus ou moins graves. Cependant, lorsqu'on a pris des aliments trop froids pour l'estomac ou qu'on ne digère qu'avec peine, une petite quantité de liqueur forte ou d'eau-de-vie, ou d'eau de cerises, ou de rhum, prise en pareille circonstance, ne peut que produire un bon effet. Il est inutile de dire qu'on ne doit jamais boire de liqueurs spiritueuses lorsqu'on est malade ou indisposé ; elles sont surtout nuisibles le matin, à jeun, car alors elles se trouvent seules en contact avec l'estomac, qu'elles échauffent et irritent fortement.

Le punch est plus excitant que le vin chaud, et doit se prendre avec modération.

Le cidre, produit de la fermentation des pommes, est une boisson salubre et nourrissante, lorsqu'il a éprouvé une fermentation convenable, tandis que, trop nouveau, il est indigeste et irritant. De sorte que, pris alors en excès, il peut donner lieu à des maladies graves.

Le poiré, produit de la fermentation de certaines poires, est une boisson plus forte que le cidre ; elle occasionne une ivresse pénible, accompagnée d'une agitation nerveuse des plus violentes.

La bière est moins fortifiante, mais plus nourrissante et moins irritante que le vin. Bien préparée, son usage modéré est bon à la santé, tandis que son grand abus produit de mauvais effets, tels que d'affaiblir l'estomac et les intestins, de causer différentes perturbations dans les voies urinaires, de ramollir les chairs et de les disposer d'abord à l'embonpoint, et ensuite à l'enflure et à l'hydropisie. Cette boisson a donné lieu à plusieurs sortes de falsifications dans le but d'économiser le houblon, en le remplaçant par des végétaux à bon marché, pouvant communiquer au moût une saveur amère, comme le bois de buis, la racine de gentiane, les feuilles de ményanthe, etc. Lorsque la bière est aigre, on emploie pour la corriger de la chaux, de la potasse, de la magnésie, etc., moyens fort dangereux pour la santé.

L'absinthe, à petite dose, est un excellent stomachique ; mais son usage immodéré est un vrai poison. Aussi combien n'avons-nous pas de victimes de cette liqueur ? Son usage trop prolongé est presque toujours une cause d'irritations chroniques et de lésions organiques les plus graves. Son abus produit de plus un état de faiblesse musculaire, une sorte d'imbécillité dont les ivrognes nous offrent de fréquents exemples. Les liqueurs enivrantes, comme le vin, la bière, le cidre, etc., peuvent devenir aussi funestes que les liqueurs fortes, quand on en prend avec excès ; mais, pour l'ordinaire, on les rejette par le vomissement, qu'on doit toujours solliciter quand l'estomac est surchargé de liqueurs quelconques.

Cependant la plupart des malheureux qui meurent d'ivresse périssent plutôt faute d'être en état de se conduire, que par la qualité meurtrière de ces boissons, car ils se trouvent, en tombant, dans une posture forcée qui arrête la circulation ou la respiration, et trop souvent ils restent dans cette situation jusqu'à ce qu'ils meurent. La position la plus favorable qu'un homme ivre doit avoir pour vomir est de l'étendre sur le ventre ; quand il dort, on peut le tourner sur le côté, en lui élevant la tête, et surtout qu'il n'ait pas le cou plié ou tordu, ni serré par la cravate, etc.

La soif excessive que produit la boisson des liqueurs fortes engage souvent les gens à l'apaiser par des boissons contraires. On a vu des exemples funestes d'individus morts pour avoir bu du lait en trop grande quantité après une débauche de vin ou de punch, etc. Ces liqueurs acides, aidées par la chaleur de l'estomac, avaient caillé le lait, de manière à l'empêcher d'être absolument digéré. La boisson la plus convenable, après une débauche, est du thé, des infusions de menthe, de sauge, etc. Si la personne ivre se sent des envies de vomir, on peut lui donner une légère infusion de fleurs de camomille, ou de l'eau chaude et de l'huile; mais, dans ce cas, il est en général facile d'exciter le vomissement en chatouillant seulement le gosier avec une plume.

Les Lacédémoniens, pour détourner leurs enfants de l'ivrognerie, leur faisaient considérer un esclave ivre. Quoi de plus propre, en effet, pour inspirer de l'horreur que de mettre sous les yeux le triste spectacle d'un homme que le vin a privé de sa raison !

---

INSTRUCTION SUR L'INGESTION DES BOISSONS FROIDES LORSQUE LE CORPS EST ÉCHAUFFÉ.

Les boissons froides, prises en grande quantité quand on a chaud, que le corps est inondé de sueur, peuvent occasionner des effets fâcheux et même la mort subite. L'habitude funeste de boire de l'eau froide durant les fortes chaleurs de l'été est tellement enracinée dans nos campagnes, que les malheurs de ce genre sont très fréquents. Le petit nombre d'accidents observés dans nos réunions et spécialement dans les bals, à la suite de l'usage des glaces, s'explique fort naturellement par la lenteur avec laquelle elles sont introduites dans l'estomac, lenteur d'autant plus grande que leur température est plus basse. Toutefois ces préparations ne sont pas sans danger. Des phénomènes cholériques ont été observés sur un grand nombre de personnes, par suite de l'usage des glaces et des boissons glacées. Comme précepte hygiénique, tous ceux qui prévoient être dans le cas de n'avoir que de l'eau fraîche pour étancher leur soif, lorsqu'ils seraient accablés de fatigue et de chaleur et couverts de sueur, ne doivent boire ce liquide froid que par petites gorgées, en le conservant dans la bouche assez longtemps pour qu'il puisse se mettre en équilibre de température avec elle. Les voyageurs qui arrivent, échauffés et ruisselants de sueur, pour se désaltérer à une de ces sources qui descendent des hautes montagnes, ont toujours soin de manger d'abord un petit morceau de biscuit ou de sucre brut, puis ils boivent de l'eau, mais à petits coups. Grâce à ces précautions, ils n'éprouvent jamais d'accidents de l'usage de cette eau glacée. Dans le cas cependant où ces précautions auraient été négligées, pour prévenir toute espèce d'accident, on doit mettre en pratique l'exercice corporel, la course, les boissons chaudes, excitantes, aromatiques, le thé par exemple.

Pour règle générale, il est dangereux de prendre des glaces lorsqu'on est en grande transpiration. Il en est de même pour la limonade frappée à la glace, ou faite avec une eau très froide. Combien de personnes meurent victimes de cette imprudence ! Les limonades ou boissons acides, sucrées et gazeuses ( citron, limon, orange, cerise aigre, grenade, etc.), sont excellentes pour étancher la soif pendant les grandes chaleurs et dans certaines fièvres ardentes. Tous les sirops rafraîchissants que l'on étend de beaucoup d'eau, ont une action semblable à celle des limonades. La boisson la plus salubre pour étancher la soif en tout temps est le sirop de vinaigre, ou l'eau de vinaigre sucrée, car elle porte à la peau au lieu de ralentir la transpiration, et excite l'action de l'estomac au lieu de l'affaiblir. Dans les réunions, bals et soirées, les boissons froides sont plus à craindre que les glaces. Les boissons chaudes, comme le thé, sont plus utiles et rafraîchissent plus l'organisme que les glaces. Le vin chaud, qui se prépare en faisant bouillir du vin rouge avec de la cannelle, du citron et du sucre, fortifie l'estomac, porte à la peau. Cette boisson est bonne à la santé pendant la saison humide et froide, ainsi que dans les bals et les exercices où le corps entre en transpiration.

---

INSTRUCTION SUR L'EAU, SES BONNES ET SES MAUVAISES QUALITÉS.

L'eau est la boisson que la nature a donnée à toutes les nations ; elle l'a faite agréable pour tous les palais ; elle a la vertu de dissoudre tous les aliments. Aussi est-ce avec raison que les Romains la regardaient comme une panacée universelle. Il faut qu'elle soit douce, fraîche, ni fade, ni amère ; qu'elle mousse facilement avec le savon ; qu'elle cuise bien les légumes et qu'elle lave bien le linge. Il n'y a que l'eau qui coule sur le sable qui ait ces qualités; aussi celles qui nous viennent des montagnes sont les plus pures et les plus limpides ; les eaux de source sont ensuite les meilleures, puis après celles des rivières. Les eaux des puits, des citernes, des mares, des étangs qui croupissent sont les plus mauvaises. Autant les eaux salubres rendent fort et robuste, autant les eaux de mauvaise qualité altèrent promptement la santé. Comme l'eau contient toujours des parties hétérogènes, tout le monde connaît la méthode ordinaire de la rendre pure et claire, en la filtrant à travers du charbon pulvérisé, et de l'adoucir en l'exposant à l'air pendant vingt-quatre heures. L'eau fraîche et de bonne qualité est excellente pour calmer, purger le corps et faciliter la digestion. Bue en trop grande quantité, froide et de mauvaise qualité, pendant les grandes chaleurs de l'été, elle produit des maladies épidémiques, des fluxions de poitrine et fièvres de diverses natures. L'eau est crue et indigeste lorsqu'elle bout difficilement, que les légumes s'y durcissent et n'y cuisent qu'imparfaitement; que le savon, loin de s'y dissoudre, se réduit en petits caillots ; que sa saveur est terreuse et dure à la langue Dans cet état, elle est pesante à l'estomac, donne même des coliques et resserre le ventre. Les eaux de neige et de glace fondues sont très malsaines ; elles occasionnent l'engorgement des glandes et produisent le goître ou gros cou, si fréquent dans nos pays de montagnes. L'eau froide sucrée calme et rafraîchit le corps. L'eau sucrée chaude est excellente dans les indigestions de toutes espèces, dans les coliques d'estomac et d'intestins.

---

### INSTRUCTION SUR LES VINS EN GÉNÉRAL.

Le vin est le résultat de la fermentation vineuse ou alcoolique du suc de raisin. L'alcool est le principe qui donne aux vins leur propriété enivrante. On nomme vins généreux ceux qui en contiennent 11 p. 100. L'action physiologique du vin sur l'économie, à petites doses, c'est un stimulant, et à hautes doses, c'est un narcotique. Les vins blancs ordinaires sont diurétiques ; les vins rouges sont toniques, comme boisson de table. Le vin augmente la chaleur, aide à la nutrition, donne du ton à tous les organes ; pris en forte quantité, il agit sur l'imagination, et finit enfin par procurer des étourdissements, des nausées et l'ivresse. Malheur à ceux qui ont la funeste habitude d'en boire beaucoup, car en supposant que le vin contribue à rendre un homme plus capable de travaux pénibles, il n'en consume pas moins les forces de la vie, épuise les esprits, enflamme le sang et dispose à de nombreuses maladies.

Quant à ce qui concerne la coloration artificielle des vins avec des sucs de plantes et leur falsification par la litharge (oxyde de plomb, poison mortel) pour les adoucir, on ne saurait trop prendre de précautions contre toutes ces fraudes.

Il en doit être de même pour le cidre.

---

INSTRUCTION SUR LES VINAIGRES EN GÉNÉRAL.

Le vinaigre est le résultat de la fermentation acide des liqueurs alcooliques, telles que le vin, le cidre, la bière. Le vinaigre de vin rouge ou blanc a une odeur agréable, une saveur acide et piquante. Frotté sur la main, il ne laisse pas de mauvaise odeur; dans l'économie domestique, c'est l'assaisonnement le plus utile; il rend les aliments plus tendres, plus faciles à digérer, couvre leur fadeur et en relève le goût; mais son emploi abusif détermine toujours de graves accidents. Il en est de même de ceux qui en boivent pour se faire maigrir, le vinaigre jouissant de la réputation de faire cesser l'obésité; malheureusement le remède est pire que le mal. Pour quiconque est atteint d'un embonpoint excessif, cet état est fort inquiétant en raison des accidents dont il menace, comme l'apoplexie, l'hydropisie, l'asthme, la mort subite, etc. D'un autre côté, on peut à peine se mouvoir et on est oppressé au moindre exercice; la graisse qui s'accumule dans le bas-ventre et aux environs du cœur, qui y est comme enseveli, ne peut que nuire aux fonctions et gêner la circulation. Dans ce cas-là, il faut se retrancher une partie des aliments ordinaires, abréger son sommeil, prendre de l'exercice et travailler vivement. Les aliments doivent être peu nourrissants et aromatisés avec l'anis ou le fenouil. Le vinaigre scillitique paraît avoir produit de bons effets. Quant au vinaigre, il peut en résulter de fortes irritations de l'estomac et des intestins. On doit encore, contre l'obésité, faire beaucoup de cas des frictions, des étuves et autres moyens qui excitent la sueur.

Le vinaigre étendu d'assez d'eau pour ne conserver qu'une légère acidité, forme une boisson très rafraîchissante. On a pour habitude de jeter du vinaigre sur une pelle rouge pour empêcher la contagion, détruire les miasmes et l'air vicié des habitations. Il ne fait que masquer les odeurs et ne les détruit pas. De même que pour l'eau-de-vie, on y ajoute de l'acide sulfurique et autres, afin de lui donner de la force ; des substances âcres, telles que le poivre long, le piment, la pyréthre, la moutarde, sont aussi ajoutées au vinaigre pour lui donner dn montant.

---

### INSTRUCTION SUR LES HUILES DE TABLE.

L'huile d'olives est la plus estimée ; elle est fluide, presque blanche, jaunâtre ou verdâtre, inodore et d'une saveur très douce, ce qui la rend agréable et la fait rechercher par les gourmets ; elle est émolliente et un peu laxative. Pure et de première qualité, elle se fige facilement. Au moindre abaissement de température, elle se trouble et se concrète. Bien fabriquée, c'est une des moins altérables. L'huile d'œillette s'extrait par la pression des graines de pavot ; jaune pâle, sans odeur et d'une légère saveur d'amande. L'huile de noix s'extrait du fruit du noyer ; d'un blanc verdâtre, inodore, et saveur particulière.

Les huiles pour la table sont presque toujours falsifiées. Comme l'huile d'olives est la plus chère, on la mêle avec l'huile de pavot ou d'œillette, qui coûte moitié moins. Lorsqu'on agite de l'huile d'olives pure, sa surface reste lisse ; mais lorsqu'elle est mélangée, elle se couvre de bulles d'air et fait alors le chapelet.

---

### INSTRUCTION SUR LE LAIT ET LE BEURRE.

Le lait est un liquide blanc, opaque, qui se sécrète dans les mamelles des animaux mammifères. On fait spécialement usage du lait de vache, de brebis, de chèvre, d'ânesse; on les emploie à titre d'aliments, et de médicaments adoucissants et calmants. Le lait du commerce est rarement pur; mais en fait de falsification, tout se réduit ordinairement à le laisser reposer pour enlever une partie de la crème et à y ajouter de l'eau. Le lait pur est blanc, opaque, d'une odeur particulière, faible, d'une saveur sucrée, agréable, un peu plus pesant que l'eau. On sait que l'odeur des alliacées, l'amertume de l'absinthe et l'âcreté de plusieurs plantes passent dans ce liquide, et que certaines matières tinctoriales en modifient la teinte. Le lait étant souvent étendu d'eau, on a imaginé des sortes de tubes gradués nommés lactomètres. Pour reconnaître cette fraude, ces instruments sont basés sur l'inégale épaisseur de la couche crémeuse du lait naturel et du lait falsifié. Quant aux autres falsifications, qui pour la plupart sont fort exagérées, comme par exemple avec des décoctions de son, de la farine, de la fécule et autres, il serait trop long de les énumérer.

Le beurre est la matière grasse que l'on retire du lait de vache et autres. Il est d'une consistance plus ou moins solide, d'un blanc jaunâtre et d'une saveur fade. Frais, il est nourrissant, et devient irritant à mesure qu'il rancit. En fait de fraude, que de fécules et de farines introduites dans ce comestible, jusqu'à du suif, que l'on reconnaît du reste à sa saveur! Parmi les substances propres à colorer le beurre, citons le fruit d'alkekenge, la fleur de souci, et surtout le suc de carotte rouge. Ces produits ne sont pas nuisibles; mais quelquefois on emploie le suc de chélidoine, les fleurs jaunes de renoncules. Ces matières sont évidemment vénéneuses.

La falsification, grossière à l'origine, s'est raffinée avec les sciences, dont elle suit pas à pas les progrès pour les tourner à son profit. Journellement on ne

craint pas de livrer au public des objets de première nécessité qui peuvent compromettre la santé et même la
vie des consommateurs. C'est bien le moins que, dans
les choses essentielles de la vie, chacun cherche à se
prémunir contre les dangers auxquels nous sommes si
souvent exposés.

---

### INSTRUCTION SUR LE PAIN FRELATÉ.

Le pain est un objet si essentiel à la vie, qu'on ne
saurait apporter trop d'attention pour se le procurer pur
et salubre. On fait souvent entrer dans la farine de fro-
ment des substances nuisibles : les unes, telles que
l'alun, le carbonate d'ammoniaque, le sel de tartre, etc.,
pour faire mieux lever la pâte, la rendre plus blanche
et favoriser sa cuisson ; les autres, pour augmenter son
poids, au moyen du plâtre, de la craie et autres farines
plus ou moins malfaisantes. Enfin, on ajoute à la pâte
de la couperose bleue (sulfate de cuivre) pour rendre le
pain plus léger et plus blanc ; pris en grande quantité,
c'est un poison très violent. Lorsque le pain contient
beaucoup de farine de seigle ergoté, poussière noire
d'une odeur désagréable, c'est un véritable poison qui
cause des douleurs de tête, des coliques, le dévoiement
et même les convulsions.

Manger du pain chaud et très frais, il peut en résulter des indigestions très graves. Quant au pain moisi,
fort heureusement qu'on le rejette en raison de son
goût infect, car il occasionnerait des affections très
graves et même mortelles.

---

INSTRUCTION SUR LES PASTILLES, SUCRERIES, LIQUEURS ET BONBONS
COLORÉS PAR DES DROGUES VÉNÉNEUSES.

Il est utile de prévenir le public contre d'aussi dange
reuses falsifications. Les substances dont il est défendu
de faire usage sont : pour les couleurs jaunes, le jaune
de chrôme ou chromate de plomb, la gomme gutte,
purgatif drastique ; pour les couleurs vertes, le vert de
Schèele ou arsénite de cuivre ; pour les couleurs rouges, le minium ou oxyde rouge de plomb, et le sulfure
rouge de mercure ou le vermillon. On doit encore,
dans l'intérêt de la salubrité, porter son attention sur
les papiers blancs lissés au blanc de plomb, et sur les
papiers verts à l'arsénite de cuivre, qui sont employés
à envelopper les bonbons et que les enfants peuvent
sucer. Il doit en être de même pour les boîtes de couleurs destinées aux enfants, et qui ont été cause de
plusieurs empoisonnements. D'un autre côté, que de
jouets d'enfants et joujoux qui, pour la plupart, sont
teints avec des matières colorantes nuisibles à la santé !
Les pains à cacheter colorés offrent les mêmes dangers,
ainsi que la colle à bouche.

INSTRUCTION SUR LES CORNICHONS ET HARICOTS VERTS CONSERVÉS.

Il arrive souvent des accidents, parce que l'on a
préparé ces légumes dans des vases de cuivre. On peut
encore manger de ces substances contenant du vert-de-
gris, introduit souvent exprès pour leur donner une
belle couleur verte. Il en est de même pour l'oseille, le
raisiné, l'absinthe et autres fruits confits au vinaigre.
Rien de plus dangereux. Aussi que d'indispositions n'é-
prouve-t-on pas après les repas, que de coliques et de
vomissements, etc.! Pour reconnaître la présence du

cuivre, prenez une lame de fer (un couteau) bien décapée, plongez-la dans ses dissolutions acidulées, elle se couvrira d'une couche de cuivre métallique.

---

INSTRUCTION SUR LES ALLUMETTES CHIMIQUES ET LEURS DANGERS.

Le phosphore est souvent employé comme moyen de suicide ou d'homicide, en raison de la facilité de s'en procurer, en achetant des allumettes chimiques ou de la pâte phosphorée pour détruire les rats. D'un autre côté, on sait que chez les enfants les allumettes sont un de leurs jouets et qu'ils causent souvent les plus grands malheurs. On éviterait ces dangers d'empoisonnement et d'incendie en ne se servant que du phosphore rouge ou amorphe, qui est peu vénéneux, pour ces genres de préparations. Dans ces sortes d'empoisonnements (voir page 32), de même que pour les acides, il faut gorger le malade d'eau dans laquelle on a délayé de la magnésie calcinée (30 grammes par litre d'eau). Cette solution transforme le phosphore en phosphate de magnésie.

---

INSTRUCTION SUR LE TABAC A FUMER ET A PRISER.

Les principaux accidents de l'abus de la pipe sont: d'irriter la bouche et la gorge, de provoquer une toux sèche, d'échauffer et d'enflammer les poumons, de produire des douleurs, des crampes d'estomac, d'agacer les nerfs, d'affaiblir l'intelligence et la mémoire; et ceux qui ne peuvent travailler que sous l'excitation du tabac, sont précisément ceux auxquels ce poison est nuisible. On ne doit jamais se servir de la pipe d'autrui; on risque de contracter aux lèvres et dans la bouche des boutons de mauvaise nature, même la maladie vénérienne. La pipe, de même que le brûle-gueule, a l'inconvénient de noircir les dents, de donner une haleine infecte, de produire l'engorgement des gencives, de gâter et d'ébranler les dents, enfin de produire même l'endurcissement et le cancer de la lèvre inférieure.

Les inconvénients de l'abus du tabac à priser, en irritant trop violemment le cerveau, peuvent produire plusieurs maladies, telles qu'étourdissements, perte de sommeil, hallucinations, apoplexie; d'un autre côté, outre la malpropreté et l'odeur désagréable que cette poudre communique, il est dangereux de supprimer l'espèce de cautère qu'elle établit dans le nez; car, en faisant couler par cette voie les humeurs, cette dérivation peut produire de bons effets dans les inflammations anciennes des yeux ou des oreilles, dans les maux continuels de tête ou de dents. Pour celui qui a contracté l'habitude de fumer, rien ne peut lui enlever cette satisfaction. Pour lui, sa pipe est un compagnon de joie et d'infortune, avec lequel il se plaît nuit et jour, et cependant rien de plus nuisible à sa santé.

INSTRUCTION SUR LE CAFÉ ET LE THÉ.

Tout le monde connaît cette graine portant le nom de café, et ses usages dans l'économie domestique. Sa torréfaction a pour but de développer une huile pyrogénée, qui donne au café cette saveur et cet arôme tant recherchés par tous les peuples. En prenant rarement du café, alors il réjouit, il brise les maladies glaireuses de l'estomac, il en ranime l'action, il dissipe les pesanteurs et les maux de tête et aiguise l'esprit; tandis que son abus dans l'usage ordinaire est pernicieux, il irrite les fibres de l'estomac et détruit à la fin leur force. Qui ne sait que le café est allongé avec différentes substances torréfiées et réduites en poudre ? Pourquoi ne pas acheter le café en grains, le torréfier dans une casserole et le moudre soi-même ? Il doit en être de même pour le poivre, auquel souvent on ajoute du tourteau de semences de chènevis, qui après un certain temps communique une odeur rance et désagréable à cet aromate d'une saveur âcre et brûlante que l'on emploie dans les cuisines.

Quant au café de chicorée, café de moka, dont bien des gens se servent pour colorer leur café au lait, un palais un peu exercé distingue facilement si on a mis de la chicorée dans le café. On peut encore remplir un verre d'eau, projeter sur cette eau du café en poudre. Le café est pur quand rien ne tombe au fond.

L'infusion de thé est stimulante, stomachique, utile dans les indigestions toutes les fois qu'il est nécessaire de rétablir et de favoriser la transpiration, et lorsqu'on est forcé de faire usage d'eaux malsaines, car il paraît que rien ne réussit mieux à les corriger et à empêcher leurs mauvais effets sur la santé.

DES MIASMES NUISIBLES QUI SE MÉLANGENT A L'AIR.

Bien des causes peuvent altérer l'air et lui donner des qualités malfaisantes. Notre but est de ne nous occuper que de celles qui agissent constamment partout où l'on rencontre des êtres vivants.

Dans les lieux tels que bals, soirées, spectacles, etc., où respirent beaucoup d'hommes, si on n'a pas le soin d'y ménager des ouvertures pour que l'air puisse s'y renouveler à mesure qu'il est décomposé, il est alors bientôt privé de son principe vivifiant (appelé gaz oxygène) et surchargé d'acide carbonique, dont l'action est d'éteindre la vie quand on le respire. Les mêmes observations sont à faire pour les lieux éclairés au gaz et pour les appartements où l'on allume de la braise et du charbon ; rien de plus imprudent, si les portes et fenêtres sont fermées.

Avoir soin de ne point respirer l'air de la nuit, sa fraîcheur et son humidité ; ne point laisser ouvertes les fenêtres de la chambre où l'on couche, à moins que l'air ne soit trop malsain ou suffocant.

Eviter l'action malfaisante des miasmes provenant des malades, surtout de ceux qui sont atteints de typhus, de choléra, de dyssenterie, de phthisie, de petite vérole et autres maladies contagieuses ; ne point respirer leur haleine ni les exhalaisons qui s'échappent de leur lit.

Se garantir des miasmes qui se dégagent des marais, étangs, eaux croupissantes, fumiers, fosses d'aisances, matières végétales et corrompues ; ne point respirer l'air qui passe sur les terres nouvellement défrichées, sur les fossés et canaux que l'on cure, car les émanations en sont dangereuses.

Ne point habiter des maisons nouvellement construites et des appartements réparés à neuf, avant que tout ne soit parfaitement sec et ne donne aucune odeur. C'est s'exposer à une maladie mortelle que de respirer le plâtre, la chaux, les vernis et les couleurs à l'huile contenant des substances vénéneuses.

Eviter de renfermer dans les appartements des fleurs odorantes, comme celles du lilas, de la violette, de la rose, du jasmin, du seringat, du pavot, etc. Il est dangereux de respirer trop longtemps les émanations qui s'en dégagent. Chez les personnes nerveuses, elles peuvent causer des maux de tête et la défaillance.

Les métaux tels que la céruse, le vert-de-gris, le plomb, le cuivre, le mercure et l'arsenic, dont les émanations sont très dangereuses, peuvent donner lieu à des maladies plus ou moins graves, telles que des coliques violentes, une toux sèche, l'asthme, la consomption, le tremblement et la paralysie des membres. Les émanations qui proviennent des cuirs et des peaux, des suifs, des huiles et des graisses que l'on fait bouillir, sont moins à redouter que celles des métaux ; cependant ceux qui les respirent habituellement sont prédisposés à l'irritation et à l'inflammation des entrailles et de la poitrine, etc.

Il est de même dangereux de respirer longtemps toute poussière, quelle que soit sa nature. Combien n'avons-nous pas de professions qui se trouvent dans cette dure nécessité ? On ne saurait trop prendre de précautions pour éviter les miasmes et émanations nuisibles qui se mélangent à l'air.

———

### TRANSPIRATION ET SUEUR DES PIEDS SUPPRIMÉES.

Elle est d'une si grande importance pour la santé, que dès qu'elle est supprimée tout le corps est malade. C'est à la suppression de la transpiration que sont dus les rhumes qui tuent tant de monde. Sa cause la plus ordinaire est l'inconstance du temps et le passage subit du chaud au froid ; les autres causes les plus fréquentes sont les habits mouillés, les pieds humides, etc. En règle générale, il faut éviter les transitions de température et se rafraîchir graduellement. Rien de plus dangereux que la sueur des pieds supprimée. Pour rappeler la transpiration des pieds si nécessaire à la santé, on saupoudrera l'intérieur des bas avec un peu de moutarde, ou bien encore avec de la chaux vive et du sel ammoniac. Il faut avoir soin aussi de se laver de temps en temps les pieds avec de l'eau tiède. Pour ceux qui transpirent beaucoup aux pieds et qui pour en masquer la mauvaise odeur ont recours à des moyens dont les suites sont souvent funestes, ils peuvent, sans courir le moindre danger, se frotter les pieds avec du tannin et du camphre.

## LE CRACHEMENT DE SANG.

*Hémorrhagie de la membrane muqueuse pulmonaire.* — On rend par l'expectoration une quantité plus ou moins grande d'un sang vermeil et écumeux. Cette évacuation est précédée de toux, d'un sentiment de chaleur à la poitrine. Elle peut être occasionnée par une surabondance de sang, etc. Elle est souvent due à des boissons excessives, à des courses forcées, à la lutte; crier, chanter et parler haut, etc. Si le crachement de sang se prolonge, si le malade éprouve dans la poitrine un sentiment de bouillonnement, si le sang est abondamment rendu sans effort, on enveloppera les pieds avec des compresses trempées dans de l'eau et du vinaigre bien chaud, ou bien encore de cataplasmes émollients bien chauds, saupoudrés de farine de moutarde. On lui donnera une boisson adoucissante, telle qu'une infusion de fleurs de mauves sucrée, ou bien du sirop de gomme et de l'eau. Rafraîchir l'air de la chambre, et recommander au malade du silence et du repos.

Ceux qui sont sujets au retour fréquent de cette maladie, doivent fuir tout excès, ne se nourrir que d'aliments légers et rafraîchissants, composés principalement de lait et de végétaux; éviter les grands efforts et les vives passions de l'âme; éviter enfin tout ce qui peut échauffer et activer la circulation du sang.

## LE VOMISSEMENT DE SANG.

*Hémorrhagie de la membrane muqueuse de l'estomac, annoncée par un sentiment d'oppression, de pesanteur et de douleur profonde dans l'épigastre et les hypocondres.* —

On rend ensuite par le vomissement un sang liquide ou
en grumeaux, rouge ou noir. Elle est souvent occasionnée par des suppressions, telles que règles, hémorrhoïdes,
par des purgatifs et vomitifs très forts, des poisons
âcres, puis aussi par des coups, des meurtrissures et
tout ce qui peut produire une inflammation. Outre
les soins indiqués pour le crachement de sang, appliquer sur le creux de l'estomac des linges trempés dans
l'eau salée : une poignée de sel pour un litre d'eau.
Pour en prévenir le retour, suivre un régime rafraîchissant : lait, riz, gruau d'orge, etc.

### LE PISSEMENT DE SANG.

*Hémorrhagie de la membrane muqueuse des voies uri-
naires.* — Le sang peut venir des reins, de la vessie, de
l'urètre. Occasionnée ordinairement par des coups,
chutes, exercices violents et d'excès, ou bien encore par
des ulcères ou des érosions dans la vessie. Le pissement
de sang est plus ou moins dangereux, selon la quantité
et les circonstances qui l'accompagnent. Si le cas est
pressant et si le malade souffre de cette évacuation, lui
appliquer sur la région des lombes et des reins des serviettes trempées dans de l'eau froide, ou bien encore
un blanc d'œuf battu avec un peu d'alun que l'on appliquera sur le pubis, et lui donner quelques astringents
doux, comme le sirop de quinquina. Pour en prévenir
le retour, suivre un grand régime de vie, s'abstenir de
vin, renoncer au café, au thé, se priver d'aromates et
d'échauffants, ne point dormir sur le dos ni trop se couvrir la nuit.

### DANGER DE RETENIR SES URINES.

La libre évacuation des urines prévient plusieurs
maladies ; pour l'exciter, point de vie sédentaire,

s'abstenir d'aliments de nature sèche, échauffante, de vin et de liqueurs fortes. Les urines trop longtemps retenues dans la vessie s'épaississent, la partie la plus aqueuse s'évapore, la plus grossière, celle qui est terreuse, reste : de là la gravelle et la pierre. Il est donc très important d'uriner lorsque le besoin s'en fait sentir ; on en a vus mourir pour s'être retenus par une fausse délicatesse. Si la vessie est trop distendue, elle perd de son action, tombe en paralysie et devient incapable de retenir les urines. Si celles-ci sont trop abondantes, il faut se priver de liqueurs aqueuses et faibles, de bière et de tout ce qui peut irriter les reins et dissoudre le sang. Chez les enfants, l'incontinence d'urine qui ne tient qu'à la faiblesse, se dissipe ordinairement avec l'âge à mesure qu'ils se fortifient ; si elle se prolonge trop longtemps, il faut les priver de boissons et d'aliments aqueux, les nourrir de viande noire et leur donner un peu de vin, leur faire prendre des bains froids et souvent des infusions de bourrache. Il faut aussi les menacer, les corriger, car souvent il y a de leur part paresse et mauvaise volonté. Elle est incurable chez les personnes décrépites ; on ne peut que la pallier par les bons vins et les aliments succulents, enfin par tout ce qui est capable de fortifier.

---

### DANGER DE RETENIR SES SELLES.

Rien ne concourt plus à la conservation de la santé que les selles régulières ; si les matières fécales restent trop longtemps dans le corps, elles vicient les humeurs ; le moyen de se les procurer est de se lever de bonne heure, de se promener en plein air et de suivre une conduite régulière dans son régime. Les personnes trop relâchées useront d'aliments fortifiants et boiront du vin de Bordeaux ; elles porteront de la flanelle, se tiendront les pieds chauds et emploieront tous les

moyens capables de favoriser la transpiration. De même
que pour les urines, rien de plus dangereux que de
retenir ses selles. Quant à la simple constipation, qu
est souvent cause de plusieurs maladies, c'est en vivant de régime, en évitant tout ce qui est de nature
échauffante et astringente qu'il faut y remédier.

## CONVULSIONS DES ENFANTS.

Maladie très commune chez les enfants en bas âge,
caractérisée par un anéantissement moral des contractions et la raideur des membres, ou par des mouvements désordonnés, par des tremblements des bras et
des jambes, la crispation des lèvres, l'altération des
traits, le renversement des yeux en haut sous les paupières supérieures, de manière que l'on n'en aperçoit
plus que le blanc, etc. Ces accès se reproduisent plusieurs fois par jour, et même tous les quarts d'heure.
On reconnaît qu'un accès va survenir au regard fixe, à
l'air étonné, à l'immobilité et à quelques soupirs profonds du petit malade. Les convulsions sont le produit
d'une maladie qui a son siége dans le cerveau, ou d'une
inflammation dans le canal digestif, ou de la présence
des vers dans les intestins; d'autres fois elles sont occasionnées par une mauvaise alimentation. Cette maladie
est fort grave ; les enfants d'une constitution scrofuleuse,
qui sont noués et dont le ventre est gros, sont sujets aux
convulsions. Quelle qu'en soit la nature, en attendant
le médecin, provisoirement il convient de leur faire
prendre un bain de pieds dans de l'eau chaude à laquelle on ajoute deux poignées de sel de cuisine, ou un
verre de vinaigre, ou une bonne poignée de farine de
moutarde : au bout de dix minutes, retirez le malade de
son pédiluve et couchez-le chaudement, puis enveloppez
ses pieds et ses jambes de cataplasmes émollients (fa-

rine de lin) bien chauds. Donnez-lui de temps en temps quelques petites tasses d'infusion de fleurs de tilleul ou de bourrache, édulcorée avec du sucre ou du sirop de gomme. Les convulsions sont souvent le terme des maladies aiguës ou chroniques; dans ce cas, il ne reste que peu d'espérance pour sauver le malade. Mais pour une personne qui, paraissant en bonne santé, est tout à coup saisie de convulsions, de manière à avoir toutes les apparences de la mort, tout espoir n'est pas perdu; on doit toujours tenter de la rappeler à la vie. Les enfants sont très sujets aux convulsions, souvent ils périssent subitement dans la dentition par un ou plusieurs accès convulsifs.

### DE LA DENTITION DIFFICILE CHEZ LES ENFANTS.

La dentition est un ouvrage de la nature qu'il est dangereux de troubler par des remèdes. On peut seulement favoriser cette opération en ramollissant les gencives avec du beurre, de la moelle de veau, de la graisse de poule; puis laver la bouche avec la décoction de figues. On donne aussi à mâcher un bâton de guimauve ou de réglisse; pour rendre la dentition moins difficile, ne donner aux enfants que des aliments légers et sains, fortifier leurs nerfs par l'exercice et en plein air; avec de bons soins, la dentition s'opère facilement.

### DU COURS DE VENTRE CHEZ LES ENFANTS.

Le cours de ventre doit être regardé comme salutaire chez les enfants toutes les fois que les selles sont aigres, glaireuses, vertes ou caillées. C'est les exposer au cours de ventre que de leur laisser refroidir les pieds et l'estomac, en les faisant coucher dans des lieux humides, en leur donnant à teter lorsqu'ils crient, en les gorgeant de viande, de lard, de pâtisserie, etc., avant qu'ils aient des dents. La nourrice y contribue aussi de son côté lorsqu'elle fait usage de substances sèches et échauffantes, de fruits verts et de boissons aigres, etc. Si elle éprouve des coliques, elle doit en prévenir le médecin avant de donner à teter. En fait de constipation, celui qui est nourri par sa mère est peu exposé à cet accident ; mais s'il suce le lait d'une étrangère de douze à quatorze mois, la constipation devient douloureuse et peut conduire à des accidents plus graves. Il est prudent alors de prendre une nourrice qui ait un lait plus jeune.

En résumé, les préservatifs de ces maladies et du plus grand nombre de celles dont les enfants sont atteints sont les bons soins et la santé de la nourrice ; les soins mal entendus sont toujours les principales causes de leurs maladies. On les gorge d'aliments et de drogues indigestes. Tout ce que l'estomac ne peut digérer doit être regardé comme poison, et à moins qu'il ne soit rejeté par le vomissement ou par les selles, il occasionne des maux de cœur, des coliques, des convulsions ordinaires et la mort. Les évacuations légères constituent en général toute la médication des enfants.

---

### DES VERS CHEZ LES ENFANTS.

On en compte surtout quatre espèces : les térès ou vers longs et ronds, les ascarides, vers ronds et courts, les cucurbitins, vers plats, courts, blancs, ressemblant à des pepins de courge, et le tœnia, ver plat ou ver solitaire. Ceux qui mangent beaucoup de fruits verts, qui vivent de plantes et de racines crues, ont en général des vers. Les symptômes les plus ordinaires des vers sont le grincement des dents pendant le sommeil, l'appétit mauvais et quelquefois vorace, l'haleine d'une odeur aigre et fétide, le ventre dur, gonflé, une soif ardente, les urines écumeuses et blanchâtres, enfin tantôt la pâleur du visage et tantôt la rougeur générale de cette partie et la démangeaison du nez. Inutile de mentionner toutes les plantes considérées comme de bons vermifuges ; en voici les principales : la tanaisie, le semen-contra, l'ail. Notre but ici est de faire connaître à quel danger on s'expose quand on achète à l'aventure des remèdes vermifuges et qu'on les donne inconsidérément à des enfants ; il en résulte souvent des accidents plus ou moins graves. La poudre vermifuge que j'emploie journellement dans ma pratique offre toujours les résultats les plus satisfaisants pour débarrasser complétement les enfants de leurs vers, tout en leur procurant la santé. La dose pour un enfant est de un ou deux paquets par semaine, et pour un adulte de deux ou quatre paquets par semaine ; se prend dans un peu d'eau pure ou sucrée. Sous orme de chocolat dont l'emploi est si facile, c'est le vermifuge et purgatif tout à la fois le plus réputé et le plus répandu ; aussi les mères de famille prévoyantes, surtout à la campagne, en ont-elles toujours à leur disposition.

Prix de la boîte contenant dix tablettes : 3 francs.

---

LE VER SOLITAIRE. — POUR CEUX QUI EN SONT ATTEINTS ET QUI NE TROUVENT AUCUN MOYEN DE S'EN DÉBARRASSER.

Le ver solitaire est blanc, très long et rempli d'articulations ; il est plat, composé de plusieurs anneaux très courts, articulés les uns au bout des autres et traversés dans leur longueur par une espèce de veine bleuâtre ou rougeâtre, ou simplement de couleur blanche, etc. Son corps, ordinairement long de plusieurs aunes, est aplati en forme de ruban, se rétrécit peu à peu vers la partie supérieure, et se termine en un fil fort menu ; à la pointe, sous la lentille d'un microscope, il présente une tête terminée par quatre cornes inégales qui sont sans doute les suçoirs par lesquels l'animal prend sa nourriture. Le corps du ver s'étend dans tout le conduit intestinal et se plonge même souvent jusqu'à l'anus. En voici les symptômes particuliers : défaillance, impossibilité de parler, appétit dévorant, quelquefois dégoût général, rapports, sommeil interrompu, coliques, nausées, étourdissements, vomissements, démangeaisons au nez, etc. Si le mal n'est pas arrêté ou diminué par des remèdes convenables, le malade tombe dans le marasme.

Bien des spécifiques sont prônés contre le ver solitaire ; celui que j'ai occasion assez souvent de mettre en pratique réussit toujours avec le plus grand succès dans l'espace de quelques jours ; ce traitement, des plus simples à suivre, ne nécessite que quelques soins particuliers, sans être assujetti à aucun déplacement et à aucun dérangement.

Prix du spécifique pour détruire complétement le ver solitaire (avec le prospectus) : 20 francs.

---

## LE CROUP.

Voix voilée, toux rauque, sèche, râpeuse, respiration courte, pénible, sifflante, bruyante, sentiment de suffocation, chaleur sèche de tout le corps, pouls fort et très fréquent, tels sont les principaux symptômes extérieurs du croup. Cette terrible maladie consiste en une inflammation particulière du larynx, de la trachée-artère et des premières ramifications des bronches ; elle produit sur la surface de ces conduits une sécrétion muqueuse qui se condense et forme une membrane épaisse qui finit par s'opposer à l'entrée de l'air dans les poumons ; d'où il résulte que le malade meurt par asphyxie. Aussi faut-il y remédier promptement et combattre avec énergie les premiers symptômes de cette affreuse maladie. Elle règne ordinairement dans les saisons froides et humides. Elle prend en général la nuit après avoir été exposé dans le jour à des vents froids. L'humidité des maisons, des habits et des pieds, enfin tout ce qui peut supprimer la transpiration est capable d'occasionner cette maladie. Si la toux prend un caractère particulier, qu'on a comparé au cri d'un jeune coq, il n'y a plus de doute, plus un instant à perdre. Préparer des cataplasmes de farine de lin et de moutarde mélangées et délayées dans l'eau chaude, les appliquer sur les jambes et autour des chevilles jusqu'à production d'une vive douleur ; appliquer aussi du papier Berbey ou un vésicatoire volant qui couvre le devant du cou et le sommet de la poitrine, faire vomir le malade avec du sirop d'ipécacuanha à plusieurs reprises assez rapprochées et aussi abondamment que possible. A défaut de sirop, la poudre évacuante de la boîte de secours est un vomitif très convenable dans ce cas. A ces moyens actifs, on peut joindre des infusions pectorales sucrées et chaudes, et même appliquer trois ou quatre sangsues à l'anus. Pour les enfants qui sont sujets à cette maladie, ne jamais les exposer aux vents froids et humides, ne point leur laisser les pieds humides, ne jamais leur donner d'aliments visqueux ou de difficile digestion, jamais de fruits crus, verts ou de mauvaise qualité.

---

### IRRITATIONS DE LA GORGE ET DE LA POITRINE.

Dans toutes ces sortes d'irritations, outre l'application du papier Berbey, si utile pour remédier aux premiers dangers, il est indispensable d'y adjoindre des boissons pectorales calmantes et sudorifiques, toujours tièdes ; de suivre un grand régime de vie et de s'abstenir de toutes liqueurs fortes. Le grand secret pour se garantir des rhumes et des maux de gorge est d'éviter les extrèmes du chaud et du froid ; lorsqu'on a chaud, de ne se rafraîchir que graduellement, se garantir surtout du froid aux pieds, se familiariser avec l'air, fuir les chambres chaudes et diminuer peu à peu ses vêtements.

Même traitement et mêmes précautions à suivre pour les enrouements et extinctions de voix.

### LA COQUELUCHE.

On désigne ainsi une toux violente et convulsive, consistant en plusieurs expirations successives, suivies d'une inspiration sonore, accompagnée de rougeur du visage, et attaquant surtout les enfants et les jeunes gens. Comme secours, il y a trois choses principales à faire : donner des boissons pectorales calmantes et sudorifiques, chaudes et sucrées ; appliquer du papier Berbey entre les épaules et sur le sommet de la poitrine ; faire vomir à plusieurs reprises, soit avec le sirop d'ipécacuanha, soit avec la poudre évacuante, et si la maladie persiste, un bon moyen est de changer l'enfant d'air.

### LA PETITE VÉROLE.

La petite vérole est une maladie contagieuse des plus dangereuses et des plus affreuses qui peut, en très peu de jours, transformer l'homme le mieux portant en une espèce de cadavre putréfié et fétide. On la distingue en discrète et confluente. La contagion est la voie la plus ordinaire par laquelle se communique la petite vérole. L'inoculation est le seul moyen qui puisse arrêter cette mortalité ; cette maladie est si connue qu'il est inutile d'entrer dans un détail minutieux de ses symptômes. Sitôt que l'on éprouve un malaise général avec frissons, accompagné d'un violent mal de tête, de douleurs de reins et de vomissements, en attendant le médecin il faut s'appliquer du papier Berbey entre les épaules, sur l'épigastre, aux poignets et aux chevilles des pieds, etc. Son action révulsive, que l'on peut considérer comme une nouvelle revaccination, en favorisant et développant l'éruption, a pour but principal de purifier le sang des matières purulentes portées dans la circulation, de corriger la disposition putride des humeurs, et aussi de détourner du cerveau l'irritation qui s'y manifeste et qui constitue une des plus fâcheuses complications de la petite vérole. Donner au malade des infusions pectorales (violette, bouillon blanc, bourrache, etc.), ou de préférence mon sirop sudorifique, pour favoriser la transpiration insensible et provoquer la sueur. C'est un composé végétal très doux et dont les effets sont toujours salutaires ; on en prend trois fois par jour, une cuillerée à bouche dans une tasse de lait chaud, et on doit en continuer l'usage jusqu'à ce que l'éruption soit bien forte, que les croûtes deviennent très épaisses : c'est alors qu'elles finissent par couler et se détacher en larges fragments sans y causer de dommage ; puis il faut persévérer jusqu'à ce que l'humeur soit entièrement sortie du corps. Les nombreuses expériences qui en ont été faites toujours avec succès, même dans des cas de vérole noire, où tout espoir était perdu, me font un devoir de faire connaître cette méthode révulsive et sudorifique, qui, tout en guérissant d'une manière certaine, a de plus le grand avantage de conserver la vue, l'ouïe, la beauté, et de préserver de toute espèce d'infirmités proprement dites.

La rentrée de toutes les éruptions cutanées menace des plus graves accidents, si on ne s'applique bien vite à les rappeler par la méthode révulsive et sudorifique.

---

### DE L'INDIGESTION.

Chacun connaît cette maladie dont les estomacs, même dans le meilleur état, sont attaqués après quelques excès dans le boire et le manger ; elle s'annonce par des douleurs et pesauteurs à la tête, des envies de vomir, des rapports, le hoquet, le vomissement, le cours de ventre, etc., puis quelquefois par de l'assoupissement, du délire et de la fièvre. Au lieu de courir à l'eau-de-vie et aux liqueurs fortes qui ne font qu'aggraver le mal, il faut pour ainsi dire noyer le malade d'eau tiède ou de thé léger, afin de provoquer le vomissement qui ordinairement emporte avec lui la cause et les effets de l'indigestion. La saignée est en général contraire dans l'indigestion et ne peut être prescrite que par le médecin. Si le malade ne vomit toujours pas et n'est point soulagé, il faut avoir recours à la poudre évacuante. Puis après les vomissements, la diète, des bouillons et un peu de vin. Dans les pesanteurs d'estomac, on voit de même prendre du café, des liqueurs fortes qui, loin de faciliter la digestion, ne peuvent que la retarder, corrompre les aliments et engendrer des fièvres d'humeurs ; tandis que l'eau, le plus grand digestif connu, bue tiède, prévient non seulement ces accidents, mais l'indigestion elle-même.

**Élixir de longue vie. — Boîte de secours n° 14. — (Indigestions, coliques et pesanteurs d'estomac.)**

Cet élixir calme parfaitement toutes ces indispositions qui surviennent après les repas par suite d'intempérance, et le dérangement des fonctions digestives. La dose est d'une cuillerée dans de l'eau sucrée ou une tasse de thé que l'on prend en trois fois. Cet élixir, qui purge légèrement, est un puissant stomachique, tonique et fortifiant ; aussi rien n'est meilleur pour débarrasser l'humeur glaireuse de l'estomac, en nettoyer le mauvais levain et le disposer à l'accomplissement de ses fonctions.

---

### DES COLIQUES VIOLENTES ET ACCIDENTELLES.

Bien des causes déterminent ces sortes de désordres. Sans être à même d'en pouvoir saisir les distinctions, on peut néanmoins, en attendant le médecin, être utile au malade. Par exemple, dans toute espèce de coliques, lui baigner les pieds et les jambes dans de l'eau chaude, lui appliquer sur le ventre et l'estomac des linges et des flanelles trempés dans de l'eau chaude, lui faire prendre des boissons mucilagineuses ou plutôt l'infusion de fleurs de bouillon blanc qui convient en pareil cas, et lui donner des lavements émollients. La sortie d'une hernie mal contenue est une cause de coliques violentes ; il faut bien vite rentrer la hernie et la maintenir, en plaçant le malade dans un bain de siége, de manière surtout que le corps se trouve plié à l'angle aigu par le rapprochement du genou et de la poitrine.

---

### DU HOQUET SIMPLE ET PASSAGER OU ACCIDENTEL.

C'est une affection spasmodique ou une convulsion de l'estomac et du diaphragme, occasionnée par tout ce qui peut irriter les fibres nerveuses de ces parties. Le simple et passager se dissipe de lui-même ou par la seule boisson d'eau froide, d'eau sucrée, ou quelques gouttes d'éther sur du sucre. On peut encore l'arrêter en suspendant un peu la respiration ; la surprise ou les autres affections de l'âme produisent le même effet. Si le hoquet devient opiniâtre, il faut recourir au médecin.

DU DÉVOIEMENT, DIARRHÉE ET DYSSENTERIE.

Le dévoiement, c'est-à-dire cette évacuation plus copieuse et plus fréquente qu'à l'ordinaire de matières excrémentielles, est moins une maladie qu'un moyen salutaire qu'emploie la nature pour rétablir l'ordre dans les fonctions ; il n'exige de remède que lorsqu'il arrive après des excès de table ou d'aliments indigestes ; alors la diète devient nécessaire, il faut boire des infusions de thé ou de camomille, prendre des lavements à l'eau simple, et vivre de riz ou d'autres substances farineuses et légumineuses, jusqu'à ce que l'équilibre soit parfaitement rétabli. Le dévoiement dure rarement plus d'un jour ou deux ; quand il passe ce terme, il tient à quelque cause morbifique et prend le nom de diarrhée ; puis survient la dyssenterie, qui est caractérisée par un ténesme douloureux du fondement, par des besoins continuels d'aller à la selle. Le malade éprouve des coliques violentes, de la fièvre, et il ne rend qu'un peu de liquide ou quelques mucosités mêlées de sang et de glaires. C'est alors qu'il importe de changer son tempérament, de donner du ton et de l'énergie aux organes qui remplissent mal leurs fonctions, afin de favoriser la digestion. Dans ces cas-là, il est toujours prudent d'avoir recours à son médecin, car des remèdes mal appliqués peuvent souvent donner lieu à des inflammations plus ou moins fâcheuses.

Élixir stomachique. — Boîte de secours nᵒ 15. — (Dévoiement, diarrhée, dyssenterie.)

Cet élixir, qui est une concentration de plantes calmantes, toniques et stomachiques, a pour principal but de rétablir la digestion, tout en ramenant les forces et l'appétit. Ordinairement, ses résultats toujours salutaires sont d'un effet prompt et certain pour prévenir, arrêter et guérir les diarrhées, dyssenteries ou cholérines les plus opiniâtres et les plus alarmantes, avec vomissements, crampes et coliques ; excellent aussi contre les douleurs et les maux de tête. C'est de plus un spécifique contre le mal de mer, ce malaise général, avec nausées et vomissements, dont sont attaquées les personnes qui ne sont pas accoutumées à la mer. Dans notre dernière épidémie de cholérine, des expériences en ont été faites avec succès sur la garnison par le major du génie d'artillerie, dont le rapport a été adressé à M. l'inspecteur en chef du service de santé.

Nota. — L'élixir stomachique qui se prend à la dose d'une cuillerée à café, sauf à renouveler à de certains intervalles, est spécialement réservé aux voyageurs qui, surpris par ces sortes d'indispositions, surtout en temps d'épidémie, ne laissent pas que d'être fort inquiets et fort embarrassés. Il est donc très prudent, surtout en voyage, d'en avoir toujours à sa disposition un flacon, ou bien encore, si on le préfère, du chocolat stomachique qui se mange à volonté comme l'autre chocolat.

---

## LE CHOLÉRA.

Malaise général survenant instantanément, quelques frissons fugaces, puis pesanteur, douleur à l'estomac, coliques, crampes aux mollets et s'emparant du corps tout entier, vomissements et déjections par le bas d'un liquide semblable à une décoction d'orge, voix rauque, froid glacial de la langue, des pieds et des mains, coloration bleuâtre des ongles d'abord, puis de toute la peau, yeux enfoncés, paupières entourées d'un cercle noir, traits crispés de la figure, etc. : tels sont les symptômes caractéristiques du choléra, maladie qui, lorsqu'elle est épidémique, fait tant de victimes ; les gens les plus robustes y succombent quelquefois dans les vingt-quatre heures. Les melons, les concombres, les champignons et autres aliments pernicieux, les poisons, etc., peuvent donner lieu à cette maladie. Quelle qu'en soit la cause, il faut bien vite avoir recours à son médecin, car le moindre retard peut avoir des suites funestes.

Quant aux précautions hygiéniques pour s'en garantir et mettre obstacle au développement du fléau, pendant l'épidémie, ne négliger aucun soin de propreté personnelle, opérer tous les nettoyages, aérer les chambres, éviter les boissons froides et acides, s'abstenir de boissons alcooliques et de tabac, etc.

### Secours à donner.

Aussitôt que les premiers symptômes se déclarent, si le malade a la langue molasse, sale, chargée de mucosités suburrales, en attendant le médecin, il faut s'empresser de le faire vomir abondamment avec la poudre évacuante, puis après, lui faire prendre tous les quarts d'heure une tasse bien chaude et sucrée de tilleul, d'oranger, de camomille et de menthe poivrée, lui appliquer des feuilles de papier Berbey ou des sinapismes de farine de moutarde étendus et puissants aux membres inférieurs, des frictions continuelles avec un liniment formé de parties égales d'huile et d'alcali volatil. Toutes les parties de ce traitement sont indispensables, et tout cholérique qui sera pris à temps sera sauvé. Ayant soigné beaucoup de cholériques tant à Paris qu'à Dole, j'ai pu par expérience constater ici le résultat de mes observations.

POITRINAIRES ABANDONNÉS ET CONSIDÉRÉS COMME INCURABLES.

### De la Phthisie proprement dite.

Ce nom de phthisie vient d'un mot grec (se flétrir), mais on la nomme communément pulmonie, parce que le siége du mal est dans les poumons; c'est l'effet, ou d'un ulcère, ou de tubercules, ou de concrétions dont ces organes, si essentiels à la vie, sont plus ou moins gravement affectés; la maladie débute ordinairement par une toux légère que l'on néglige, croyant n'être atteint que d'un simple rhume. Les crachats sont d'abord clairs, mousseux, plus tard ils deviennent verdâtres, visqueux, fétides, et dans quelques cas survient le crachement de sang; ensuite des douleurs aiguës se font sentir dans la poitrine, les yeux s'excavent, les pommettes deviennent saillantes et le malade, qui maigrit à vue d'œil, finit par tomber dans le marasme, l'étisie et la consomption; c'est alors que la plupart des malades sont abandonnés. La phthisie est-elle curable? Oui! des autorités importantes se déclarent en faveur de la curabilité de cette maladie, et des faits nombreux, contenus dans les *Annales de la Science*, établissent que, quand la matière du tubercule est expulsée au dehors, la cicatrisation pulmonaire peut avoir lieu. A la vérité, n'est-il pas évident, d'après le sentiment d'Hippocrate, le dieu de la médecine, que les révulsifs employés pour détourner le principe morbide d'un organe plus ou moins essentiel à la vie, doivent être très utiles dans les altérations des viscères, comme chez les personnes disposées à la phthisie pulmonaire. D'après l'immortel Buchan, il n'est pas de moyens aussi puissants contre cette maladie, et que si on leur associe les fortifiants avec un bon régime de vie, on hâte singulièrement la guérison du malade.

## Traitement pour guérir la phthisie.

Il est de la plus grande nécessité de s'y prendre à temps pour combattre les premiers symptômes de cette maladie ; les résultats n'en seront que plus prompts et plus certains. Maintenant, si le malade est abandonné et qu'il ne lui reste plus d'espoir, raison de plus pour qu'il se hâte de suivre ce traitement en toute confiance, car ma méthode révulsive et fortifiante est la seule qui puisse lui offrir une chance de succès, l'ayant vue triompher dans des cas tout à fait désespérés.

---

SOURDS ABANDONNÉS ET CONSIDÉRÉS COMME INCURABLES.

### *La Surdité.*

Cette maladie est une diminution ou abolition totale de l'ouïe ; que de remèdes employés inutilement contre cette affection ! Des personnes sourdes depuis douze à quinze ans et dont j'ai recueilli les certificats, ayant été radicalement guéries par l'emploi de mon baume acoustique, qui a été soumis à l'examen de l'Académie de médecine, chacun pourra désormais se guérir soi-même de cette infirmité, si toutefois elle n'est pas héréditaire et si le nerf acoustique n'est pas paralysé ou entièrement détruit ; à part ces deux cas, que la surdité soit récente ou invétérée, on peut en toute confiance employer ce baume. Il suffit d'en introduire matin et soir dans l'oreille malade quelques gouttes (12 à 15) attiédies et de persévérer jusqu'à complète guérison ; c'est de plus un spécifique infaillible pour calmer sur-le-champ le mal d'oreilles, quelque violent qu'il puisse être.

---

### GRAVELLE, PIERRE, CALCULS.

La gravelle est une maladie dans laquelle on rend par les urines du gravier, espèce de sable, en plus ou moins grande quantité. Les calculs sont des pierres de grosseur différente, de forme variable, lisses ou rugueuses, arrondies ou ovales, que les malades portent dans la vessie, dans les reins ou dans les urétères; nous n'avons pas à nous occuper de la formation de ces corps étrangers, mais à les expulser au dehors sans être obligé d'avoir recours à la taille, opération très douloureuse par laquelle on extrait la pierre de la vessie. Mon sirop lithontriptique (remède propre à dissoudre la pierre), dont les propriétés essentielles sont de purifier le sang et les humeurs des principes hétérogènes qu'ils renferment, de favoriser toutes les excrétions de l'économie, de détourner l'irritation qui tend à se développer sur les organes excréteurs de l'urine, doit nécessairement agir avantageusement soit comme moyen préservatif, soit comme moyen curatif de cette grave maladie. Il suffit d'en prendre matin et soir une cuillerée à bouche, dans une tisane de chiendent ou de lin ; changer de régime et se soumettre à une alimentation végétale, puis à ses repas mettre une petite pincée de bicarbonate de soude dans son vin étendu d'eau. Sous l'influence de ces boissons lithontriptiques, chaque jour on voit ses urines entraîner ces éléments qui, en se réunissant, s'agglomèrent et forment ces concrétions qui se traduisent en gravier ou en pierres.

---

12

## HYGIÈNE DE LA SANTÉ

—

PILULES DE BERBEY PURGATIVES, DÉPURATIVES ET TONIQUES.

Celui qui veut conserver ses forces, sa santé, et par une conséquence toute naturelle, se garantir de la maladie, doit avoir soin d'en prendre une à son déjeuner, une à son dîner, quelques jours de suite et à de certains intervalles, selon l'effet. C'est un stimulant puissant pour détruire la constipation, exciter l'appétit, faciliter la digestion, les évacuations et la libre sortie des urines, dissiper la pituite, les renvois, le mauvais goût et les embarras gastriques, faire cesser les névralgies, les migraines, les vertiges et les étourdissements, combattre les douleurs, les rhumatismes, la goutte, procurer enfin un sommeil paisible et un bien-être général.

Chez la femme, plus de debilité, fatigue, chlorose, pâles couleurs et fleurs blanches. C'est alors que l'on verra bientôt l'appétit se développer, la menstruation devenir plus régulière et plus riche, la gaîté renaître, une coloration de la peau rosée se manifester, le teint s'animer et s'embellir, les boutons, feux et rougeurs du visage s'effacer, et la constitution, en un mot, se fortifier dans tout son ensemble.

Tant d'avantages réunis à la fois en ont fait une panacée pour les dames chez lesquelles la constipation et les fleurs blanches causent tant de désordres ; très appréciée surtout par les gourmets et autres qui, dans leur position, sans s'imposer la moindre privation, peuvent facilement eux-mêmes soulager leurs souffrances, se garantir de la maladie et se procurer une bonne santé.

NOTA. — Comme purgatif, il suffit d'en indiquer la dose, qui est de quatre à six le matin à jeun, durant deux ou trois jours, selon l'effet. On peut se purger de la sorte tout en vaquant à ses occupations, et sans éprouver ni malaises, ni maux de cœur, ni coliques.

# LA CHIRURGIE POPULAIRE

Quant à ce qui concerne les opérations de chirurgie, il ne sera question ici que des cas généraux, surtout de ceux dans lesquels, ce ministère étant nécessaire, on ne peut toujours l'obtenir, soit parce qu'on n'est point à la portée d'un chirurgien, soit parce que toute autre raison s'oppose à ce qu'il vienne au secours du malade. Quoique la connaissance du corps humain soit indispensablement nécessaire pour faire un habile chirurgien, cependant on peut, dans des cas pressants, faire beaucoup de choses pour sauver la vie à ses semblables sans être versé dans l'anatomie ; il faut en convenir, tout homme est, en quelque façon, médecin ou chirurgien dans certaines occasions, car nous sommes tous naturellement portés à secourir les malades, et il arrive à chaque instant des accidents qui nous mettent dans le cas d'exercer cette sensibilité. Cependant, si elle n'est pas dirigée convenablement, elle peut nous faire tomber dans des erreurs bien funestes. Ainsi, tel qui désire sauver la vie à son ami, peut lui causer la mort par une tentative téméraire, et tel autre, dans la crainte d'agir inconsidérément, le laisse périr sans le secourir, lors même que les secours sont sous sa main.

DE LA SAIGNÉE.

Sans avoir à nous occuper si la saignée est une chose bonne ou mauvaise, elle peut avoir des résultats fâcheux, d'abord si elle est faite mal à propos, ensuite si elle est mal faite. Il est donc important pour les personnes charitables qui saignent, de le faire avec toutes les précautions pratiques qui assurent la bonne issue de l'opération. S'il se manifestait du désordre à la piqûre, vite recourir au médecin. Un autre point fort important est de savoir comment on remédie à un accident qui effraie beaucoup, et qui se rencontre assez fréquemment après une saignée. S'il arrivait que, par le déplacement du bandage, le sang recommençât à couler assez pour traverser le pansement et les draps, défaites le pansement, lavez la plaie avec de l'eau froide et bouchez-la avec le doigt ; il faut appuyer médiocrement pour ne pas augmenter l'impulsion du sang par la résistance même qu'on lui opposerait, puis il faut essuyer le bras avec soin et préparer un petit morceau d'amadou ou de taffetas d'Angleterre pour placer sur la plaie ; recouvrir ensuite avec une compresse trempée dans l'eau froide et la fixer par deux petites bandes, l'une sur le bras, l'autre sur l'avant-bras, en ayant soin de serrer un peu plus la dernière. On gardera le bras immobile.

---

### LE SAIGNEMENT DE NEZ.

L'hémorrhagie nasale est un accident très vulgaire que l'on abandonne ordinairement à lui-même ; il arrive quelquefois qu'elle prend une intensité telle que l'on est très effrayé des résultats qu'elle peut avoir. Le grand point est de savoir déterminer quand il faut l'arrêter, quand il faut l'entretenir ; on s'empresse ordinairement de l'arrêter sans considérer si c'est l'effet d'une maladie ou si elle en est la guérison. Cette conduite, qui tient à la crainte ou à la peur, est souvent nuisible. Chez une personne en bonne santé mais qui abonde en sang, il ne faut jamais l'arrêter subitement, ce serait exposer la vie du malade ; mais lorsqu'elle a des retours fréquents, ou qu'elle continue au point que le pouls devient petit et faible, que les extrémités sont froides, les lèvres pâles, ou que le malade se plaint de défaillances, etc., il faut procéder sans délai à l'arrêter. Généralement on applique de l'eau froide, glacée, éthérée, sur le front, les tempes et la nuque, des fers froids entre les épaules ; on fait renifler de l'eau vinaigrée, et le corps est placé verticalement, l'un des bras élevé perpendiculairement au corps. Si l'hémorrhagie persiste toujours, placez le malade de manière qu'il respire l'air frais, faites-le tenir presque droit, ayant la tête un peu penchée en arrière, et faites tremper ses jambes et ses mains dans de l'eau un peu chaude ; faites des ligatures aux bras comme pour la saignée, et ôtez-les aussitôt qu'elle aura cessé ; trempez dans de l'eau-de-vie des tampons de charpie que vous introduirez dans la narine d'où découle le sang, de façon à bien la remplir. Cette compression seule peut suffire dans tous les cas. Les remèdes internes ne sont pas ici d'un grand secours ; quelquefois le sang est arrêté à l'extérieur et continue de couler par les arrière-narines ; cette circonstance est dangereuse ; lorsque le malade est en danger de suffoquer par le sang qui coule dans la gorge, il faut boucher les passages et recourir vite au médecin.

---

### HÉMORRHAGIE DES PLAIES.

Il est des plaies qui veulent être secourues sans retard ; ce sont celles qui sont accompagnées d'un écoulement de sang abondant, et dans ce cas il faut bien vite réclamer l'assistance du chirurgien, car si on ne l'arrête pas promptement, le malade peut mourir. Si le sang s'écoule lentement et en petite quantité, on juge qu'il vient de vaisseaux d'un petit calibre. Il faut nettoyer la plaie, et une compression modérée en réunissant ses lèvres suffit pour l'arrêter. Si une artère est ouverte, la compression doit être forte ; on peut l'exercer avec les doigts ou un bandage convenablement serré. Si on ne peut pas appliquer de ligature sur la partie blessée pour arrêter le sang, il faut avoir recours à l'application des styptiques, des astringents ou à des compresses trempées dans l'esprit de vin.

Perchlorure de fer liquide. — Boîte de secours nº 16.

Ce remède est très précieux, surtout entre les mains du médecin, souvent pris au dépourvu, et peut lui être d'un grand secours contre toutes sortes d'hémorrhagies plus ou moins graves ; sa dose est d'une cuillerée dans un verre d'eau que l'on emploie en compresses ou en lotions. L'amadou est un styptique qui mérite des éloges ; on en met un morceau sur la plaie, on le couvre de charpie, et on applique par dessus un bandage pour tenir le tout en respect. A défaut d'amadou, on peut se servir d'un morceau d'éponge. Le repos absolu est nécessaire à tous les blessés.

DES HÉMORRHAGIES PRODUITES PAR L'APPLICATION DES SANGSUES.

Lorsque les sangsues ont aspiré tout le sang que leurs organes digestifs peuvent contenir, elles tombent ordinairement, et de leurs morsures s'écoule une certaine quantité de sang qui est ordinairement reçu dans un cataplasme de farine de lin que l'on renouvelle néanmoins quelquefois. Le sang coule avec une persistance qui peut être la cause d'accidents les plus graves, chez les petits enfants surtout, leurs forces ne pouvant supporter une hémorrhagie sérieuse. Après que les sangsues ont mordu, les laisser tranquilles ; les arracher ce serait s'exposer à occasionner de petits flegmons très douloureux. Quand elles sont gorgées de sang, elles se détachent d'elles-mêmes et tombent sans mouvement. Si elles continuent longtemps à sucer, ou qu'elles restent adhérentes à la peau, on peut les faire tomber en les saupoudrant d'une légère pincée de sel ou de tabac. Quand les sangsues sont tombées, on favorise l'écoulement du sang par des lotions d'eau chaude, des cataplasmes de lin, des bains. Pour arrêter le sang, on recouvre chaque plaie d'un petit morceau d'amadou que l'on emploie ainsi que le perchlorure de fer, tel que cela est indiqué pour l'hémorrhagie des plaies. On peut encore saupoudrer cette amadou de colophane pulvérisée ou d'alun ; on emploie encore avec assez de succès la toile d'araignée et la ratissure d'un vieux chapeau. Si ces moyens ne suffisent pas, il faut en dernier lieu toucher les petites plaies avec un morceau de pierre infernale.

Nota. — On chassera les sangsues qui seraient entrées dans la gorge, les narines, le rectum, à l'aide d'eau salée. S'il arrivait que l'on eût le malheur par imprudence d'avaler une sangsue, il faut prendre aussitôt un verre d'eau fortement salée en deux ou trois fois. Ce moyen est suffisant pour faire sortir la sangsue vivante par l'anus.

----

### BLESSURES OU PLAIES, COUPURES NOUVELLES ET SIMPLES.

Il n'y a point de différence entre une blessure et une plaie. On appelle ainsi une division récemment faite aux parties molles par un corps piquant, tranchant ou contondant avec effusion de sang. Le caractère d'une plaie est d'être sanglante et récente, autrement ce serait un ulcère ; ainsi une déchirure, une coupure, une piqûre, enfin une ouverture quelconque faite à la peau dans quelque partie du corps et par quelque instrument que ce soit, est une blessure ou une plaie. Les plaies sont plus ou moins dangereuses, relativement à l'instrument qui les a faites ; les unes sont souvent mortelles, comme celles du cervelet, du cœur, de même que pour le poumon, le foie, la rate, l'estomac, les intestins, la matrice, la vessie, l'artère aorte et généralement tous les grands vaisseaux ; il y en a d'autres qui ne demandent aucun traitement. Il faut avant tout avoir le soin d'examiner s'il n'y a pas dans la plaie des fragments de bois, de pierre, de verre, etc.; les retirer s'il est possible et laver la plaie avant de la panser. Si la faiblesse et l'hémorrhagie s'y opposent, appeler bien vite le médecin qui est surtout indispensable lorsque la blessure pénètre dans une des cavités du corps, ou lorsqu'un gros vaisseau sanguin a été déchiré. Pour les secours, voyez l'*Hémorrhagie des plaies.*

Baume vulnéraire. — Boîte de secours n° 17. — (Blessures ou plaies, coupures nouvelles et simples.)

C'est un remède populaire pour le pansement des plaies nouvelles et simples. Il consolide en empêchant la suppuration et guérit en peu de temps. On l'emploie pur ou étendu d'eau, en compresses ou en lotions. Pour les blessures qui ne pénètrent pas la peau, le meilleur remède est le sparadrap gommé ; en tenant les deux lèvres très rapprochées, il empêche l'air d'y pénétrer, cela suffit ; si la plaie est profonde, c'est le contraire, parce qu'en contenant le sang dans l'intérieur, c'est exposer la plaie à la suppuration. Les coupures très légères se guérissent facilement avec le taffetas d'Angleterre.

Les contusions peuvent être le résultat de chutes, de coups et autres accidents analogues, dont l'effet local peut produire une commotion générale plus ou moins grave. Si le malade a perdu connaissance, desserrer ses vêtements, lui faire respirer de l'alcali volatil, le frictionner sur les jambes, sur les cuisses et particulièrement sur la région du cœur, lui jeter un peu d'eau froide sur la figure, appliquer sur la partie lésée (sans plaie) des compresses imbibées d'eau froide. L'eau vinaigrée à laquelle on ajoute un peu de sel commun agit d'une manière plus efficace encore.

Élixir vulnéraire. — Boîte de secours n° 18. — (Contusions, chutes, efforts et coups.)

Cet élixir, de même que l'infusion d'arnica, jouit d'une réputation populaire pour remédier à la commotion du cerveau à la suite de chutes ou coups portés à la tête, et pour rétablir l'activité de la circulation du sang qui a été troublée ; on en donne dans ces cas-là une cuillerée à café, soit pur, soit dans de l'eau sucrée, sauf à renouveler deux ou trois fois par jour. C'est surtout au moment de l'accident qu'il est utile d'en prendre à l'extérieur ; on s'en sert avec succès pour empêcher l'extravasion du sang. On peut en appliquer (étendu d'eau) des compresses sur les meurtrissures.

----

ENTORSES OU FOULURES.

Les entorses sont souvent suivies d'accidents plus fâcheux que les fractures ; c'est qu'en général on les néglige. Lorsqu'un os est cassé, on est bien obligé de se tenir tranquille ; mais lorsqu'une articulation est forcée, voyant qu'on peut encore se mouvoir, on veut marcher et souvent l'on change en une maladie incurable ce qui aurait été guéri par quelques jours de repos. L'entorse est une lésion que des mouvements faux ou forcés occasionnent dans les ligaments et les autres parties molles qui entourent les articulations ; quand la lésion consiste en une distension médiocre, on lui donne vulgairement le nom de foulure ; c'est le premier degré de l'entorse ; la douleur et le gonflement en sont les principaux symptômes.

Extrait de saturne. — Boîte de secours n° 19. — ( Entorses ou foulures. )

Sitôt l'accident, l'immersion dans l'eau froide est sans contredit un des moyens les plus sûrs pour prévenir l'épanchement de la synovie et de l'inflammation ; la faire longtemps et à plusieurs reprises. Pour augmenter l'effet sédatif et résolutif de l'eau froide, on y ajoute une cuillerée à bouche d'extrait de saturne par pinte d'eau ; envelopper ensuite la partie lésée de compresses trempées dans le même liquide et arrosées de temps en temps. Ce serait imprudent de l'ordonner à une femme qui se trouve à l'époque menstruelle, ainsi qu'à des personnes enrhumées ou délicates ; il faut alors se contenter de couvrir la partie affectée de compresses trempées dans du vinaigre et de l'eau, ou dans de l'eau fortement salée, et on les continue jusqu'à ce que la douleur soit dissipée et qu'on soit sûr qu'il n'y a plus d'inflammation à craindre ; tenir le membre étendu horizontalement, éviter tout mouvement, garder un repos absolu. Si on néglige ce mal dans les commencements, la force ne revient jamais entièrement et souvent il s'y manifeste une légère enflure qui dure toute la vie. Encore un moyen qui réussit, c'est de dissoudre du savon dans de l'eau et de l'eau-de-vie, de s'en frictionner et de s'en appliquer des compresses.

----

### LUXATIONS ET FRACTURES.

On nomme luxation le changement dans les rapports naturels des surfaces articulaires des os; fracture, la solution de continuité d'un ou de plusieurs os. Lorsqu'une cause violente a produit un de ces accidents, ne vous alarmez pas outre mesure, mais donnez quelques soins qui sont les mêmes pour les deux cas ; on peut attendre assez longtemps, sans le moindre inconvénient, l'arrivée du chirurgien, à moins que la fracture ne soit compliquée d'une plaie et d'une perte de sang abondante.

Alcool camphré. — Boîte de secours n° 20. — ( Luxations et fractures. )

Placer le malade dans la position qui lui soit le moins incommode possible, couper les vêtements de la partie blessée, puis la recouvrir de compresses imbibées d'eau fraîche et mêlée d'une cuillerée à bouche d'alcool camphré par demi-litre. Si la lésion affecte un membre, le poser sur un ou deux oreillers formant gouttière, en l'enveloppant tout à fait, et l'y contenir par le moyen d'attaches.

----

### CRAMPES DES EXTRÉMITÉS.

*Contractions involontaires, passagères et douloureuses des parties charnues, résultant d'une fausse position ou d'une fatigue exceptionnelle.* — Si un muscle est forcé, on le fait cesser en étendant le membre qui est atteint ; on peut encore serrer fortement la partie avec une cravate. Si l'on est pris de crampe au mollet pendant la nuit, il faut tout aussitôt sortir de son lit, appuyer le pied sur le sol et étendre fortement la jambe, faire aussi quelques frictions avec l'alcool camphré. Si l'on attend, la douleur devient horrible et l'on peut tomber en syncope ; on peut s'en préserver avec des jarretières. Ceux qui sont sujets à des crampes du mollet ne doivent pas se livrer à l'exercice de la natation ; ce serait s'exposer à une mort certaine, comme cela, du reste, se voit journellement.

---

### CHUTE DE L'ANUS CHEZ LES ENFANTS.

Les efforts que les enfants font pour aller à la selle lorsqu'ils sont constipés occasionnent assez souvent la chute du rectum. Il faut alors fomenter la partie avec une éponge fine trempée dans du vin chaud, ne point s'inquiéter de cet accident qui se passe ordinairement de lui-même.

---

### ORDURES ENTRÉES DANS LES YEUX.

Il faut chercher à les extraire bien vite pour éviter l'inflammation de ces organes. On a pour habitude de se frotter fortement les paupières, et souvent on ne fait que fixer plus profondément le corps étranger ; il faut baigner l'œil dans l'eau, bien remuer les paupières, par ce moyen on fait entrer dans l'œil des particules d'eau qui entraînent ces ordures. L'ambre jaune ou la cire à cacheter électrisés par le frottement et posés entre les paupières, peuvent les enlever également. Si c'est une particule de fer, l'aimant l'attirera facilement ; souvent aussi un petit morceau de papier de soie promené entre

les paupières suffit pour enlever les ordures entrées dans les yeux. Si enfin rien ne réussit, avoir recours à un chirurgien. Quant à celles qui sont entrées
dans les oreilles, d'où il peut résulter de violentes
inflammations et d'horribles souffrances, après avoir
employé inutilement les injections d'huile camphrée,
d'huile d'amandes douces, etc., on peut avoir recours
au baume acoustique, qui a réussi souvent avec succès
dans des cas où l'opérateur était fort embarrassé pour
enlever les corps étrangers.

### BRULURES.

Les brûlures sont produites tantôt par des corps
chauds ou enflammés, tantôt par des substances irritantes ou caustiques ; d'après l'intensité des lésions
qui en résultent, on les divise en trois degrés : dans le
premier il y a seulement rougeur de la peau, sans gonflement apparent, avec douleur cuisante plus ou moins
vive ; le premier secours à employer est l'eau froide en
aspersions ou sous forme de bain local. Si on le peut,
se servir d'eau vinaigrée, d'eau blanche ou de tout
autre astringent ; en maintenir constamment des compresses imbibées sur les parties affectées. Dans le second, la rougeur est suivie d'un léger gonflement ; il se
forme sur la peau des ampoules contenant un liquide
clair, trouble et même sanguinolent, la douleur est très
cuisante ; piquer bien vite les ampoules pour faire évacuer le liquide ; des applications froides et astringentes
seront également employées ; mettre surtout les brûlures
à l'abri du contact de l'air ; on peut se servir aussi du
liniment suivant qui agit avec succès : prenez 30
grammes d'huile d'olives ou d'amandes douces pour
250 grammes d'eau de chaux.

Dans le troisième degré, la brûlure étant violente et
prolongée, les tissus sont frappés de mort à une pro

fondeur variable ; il y a gangrène de la peau seule ou des tissus, etc. Au début, se servir encore des réfrigérants. Lorsque la douleur est calmée, des cataplasmes émollients sur les parties mortifiées ; les parties moins brûlées sont pansées avec du cérat simple ou saturné. Il n'est pas de circonstance qui produise de plus grand désordre auprès d'un blessé que celle d'une brûlure ; ce malheur est si spontané, la douleur du patient est si vive, ses cris sont si déchirants, les avis sur les secours à administrer sont si différents, que l'on perd souvent la présence d'esprit en face d'une situation aussi pénible. On conçoit combien il est important d'enlever au plus tôt des étoffes imprégnées de liquides qui étaient bouillants au moment de l'accident, comme du bouillon, de la graisse, du lait, de l'eau, etc., et lors même que la flamme seule a été la cause de la brûlure, il faut que les parties lésées soient mises à découvert afin d'y appliquer le remède. Lorsque l'on se trouve de secours, voici les plus usités : la pomme de terre râpée, la confiture de groseilles, l'encre, agissent par le froid et leur principe astringent. L'huile d'olives et les corps gras agissent comme émollients, le vinaigre agit aussi comme astringent ; mais si l'épiderme se trouve enlevé, on conçoit que la partie malade sera irritée. La même crainte existe à l'égard de l'éther, de l'alcool et de l'ammoniaque, qui ne peuvent être employés que lorsqu'il n'y a pas dénudation de la peau. Dans les brûlures plus fortes et portées même jusqu'à la désorganisation de la peau, on peut encore dans ces cas-là couvrir d'une épaisse couche de coton cardé toute la partie brûlée, après avoir vidé, par une simple piqûre, les ampoules qui auraient pu se former. Lorsque la suppuration devient abondante, qu'elle suinte et répand une odeur fétide, on remplace le coton ainsi humecté par de fraîches et nouvelles couches. Tout le monde doit savoir comment on arrête les progrès du feu quand il a pris aux vêtements ; on sait que la flamme tend toujours à s'élever, et conséquemment qu'aussi longtemps qu'on se tient debout pendant que les vêtements sont en feu, le feu prenant en général à la partie inférieure de l'habillement, et la flamme gagnant de l'aliment à mesure qu'elle s'élève, devient de plus en plus irrésistible. Si le patient se trouve seul et s'il ne peut éteindre les flammes, il peut sauver sa vie en se jetant lui-même tout vêtu et de son long sur le plancher et en se roulant dessus. Un tapis ou une couverture de laine grossière, enveloppée sur-le-champ autour de la tête et du corps, est un préservatif presque assuré contre le danger.

---

### BRÛLÉS ABANDONNÉS ET CONSIDÉRÉS COMME INCURABLES.

Nous voulons parler ici de ces cas de brûlures très graves qui pénètrent jusqu'aux os ; la peau prend sur-le-champ une couleur livide ou noire, c'est une escarre qui, en tombant, laisse un ulcère profond et putride ; il est accompagné de la fièvre et des plus terribles accidents, surtout lorsque les parties ligamenteuses, tendineuses et nerveuses sont offensées. Cet état se rapporte à celui de la gangrène ; nous le savons tous, la gangrène est la mort des tissus ; privés de vie, ils tombent en putréfaction et sont remplacés par une plaie hideuse. De toutes les opérations chirurgicales, celle qui est la plus horrible c'est sans contredit l'amputation d'un sein, d'un bras, d'une jambe, etc. Que de remèdes employés en pareil cas, mais qui malheureusement n'ont pas assez d'action pour arrêter les ravages de cette pourriture qui, lorsqu'elle attaque les os, laisse peu d'espoir de guérison ; il faut donc bien vite avoir recours aux pansements avec l'onguent contre les brûlures, pour en arrêter les progrès et sauver le malade de l'amputation et de la mort. Certificats en main, il me serait facile de citer quelques cas de guérison dans des circonstances désespérées où l'amputation même avait été déjà jugée indispensable; mais à quoi bon ? Dans une question aussi sérieuse, il est convenable d'éviter tout ce qui tient au charlatanisme; c'est par les faits qu'on doit obtenir la confiance publique.

*Onguent contre les brûlures très graves.*

M. Orfila, notre ex-prince de la chimie, connaissant l'efficacité de mon onguent, le fit soumettre, par ordre de M. le ministre de l'intérieur, à l'examen de l'Académie de médecine, dont il était le doyen. Ces Messieurs, peu partisans des spécifiques, ne m'en ont pas moins donné des encouragements, tout en m'engageant à propager mon remède contre les brûlures très graves. Il est vrai que nous avons des établissements et hôpitaux qui font l'admiration générale, car quel que soit le genre de maladie dont on se trouve affecté, on est assuré d'y être soigné et traité par tout ce que la médecine a de plus illustre; mais d'un autre côté, comme nous ne pouvons pas tous profiter d'aussi bons soins, il est tout naturel que chacun puisse avoir à sa disposition ce remède aussi précieux, surtout dans les localités où l'on se trouve privé de toute espèce de secours tant en médecine qu'en pharmacie. Maintenant, à Paris surtout, l'autorité supérieure ne pourrait-elle pas, de même que pour la petite vérole, fonder des refuges de secours spécialement réservés aux brûlés ? Il y aurait là, dans l'intérêt général, aussi bien pour le riche que pour le pauvre, une idée philanthropique à réaliser, car enfin que de victimes chaque jour, et qui meurent au milieu des plus horribles souffrances ! N'avons-nous pas à suivre le noble exemple de sir Richard Wallace, ce bienfaiteur de l'humanité qui recherche avec tant de sollicitude tout ce qui peut contribuer au bien-être du malheureux ? Le but que j'indique n'est pas difficile à atteindre dans notre pays où l'émulation, comme le dit M. de Falloux, est facile à éveiller, surtout quand il s'agit de charité.

*Pansements avec l'onguent et le baume qui est indispensable
dans le traitement.*

*Baume.* — Versez-en un peu dans une cuiller de fer
que vous aurez fait attiédir à une douce chaleur, puis
avec une barbe de plume très douce imbibée de cette
huile, frottez exactement toute la partie affectée ; cette
opération terminée, appliquez l'emplâtre suivant :

*Onguent.* — Etendez-en, au moyen d'une spatule en
bois, sur un linge de toile, de manière que le tout
en soit exactement recouvert pour envelopper entièrement tout le mal. On se pansera régulièrement de la
sorte toutes les 24 heures, et deux fois par jour lorsque
la suppuration sera par trop abondante, pour enlever
la putridité qui, dans certains cas, peut s'y former.
A chaque pansement, bien essuyer la plaie et changer
de linge chaque fois. Ces emplâtres doivent être légèrement couverts par des compresses et bandages ; continuer de la sorte jusqu'à complète guérison.

Tous les maux externes indiqués ci-dessous doivent
se panser de la même manière. Sitôt appliqué, outre
qu'il calme sur-le-champ les douleurs les plus vives,
une fois la guérison obtenue, il ne reste ni trace, ni ci-
catrice, avantage des plus précieux, car enfin combien
n'avons-nous pas de personnes entièrement défigurées
à la suite de brûlures !

Nota. — Cet onguent et ce baume sont d'une grande
utilité, principalement dans nos campagnes, car l'ensemble de ces deux composés forme pour ainsi dire
toute une pharmacie de ménage.

---

### RELEVÉ DES MAUX EXTERNES

contre lesquels ces remèdes agissent avec succès sans qu'il soit
besoin d'aucunes incisions et opérations chirurgicales.

Abcès, clous, feux, furoncles et tumeurs inflammatoires.

Panaris, que l'on nomme vulgairement mal d'aventure.

Anthrax, charbon ou pustule maligne et mauvais boutons.

Tàlures, duretés, dépôts et engorgements laiteux des seins.

Piqûres, coupures, écorchures et morsures plus ou moins suspectes.

Crevasses, teigne, hémorrhoïdes et fistules à l'anus et à l'œil.

Toutes espèces de plaies anciennes ou nouvelles, survenues par accidents tels que les chutes, les coups de pied de cheval, les blessures d'armes blanches ou à feu; fait sortir les épines et autres corps étrangers introduits dans les chairs, les esquilles d'os après les fractures, toutes espèces de loupes, ou tumeurs et dépôts de limphe, ulcères dartreux et vieilles plaies, etc.; ne fait que de soulager dans les cas de cancer ; il en est de même des humeurs froides qui parfois se guérissent lorsque la nature se développe et que le tempérament vient à se former.

---

### DES HERNIES, RUPTURES OU DESCENTES.

On donne le nom de hernie ou de descente à une tumeur formée par le déplacement d'une partie molle. Elle est communément l'effet de quelques coups, d'efforts, de sauter, de porter des fardeaux trop lourds, etc.; chez les enfants, elle est ordinairement occasionnée par les cris, les vomissements, etc. Si l'on ne réussit pas à faire rentrer l'intestin, il est certain qu'il faut en venir à l'opération, et pour cela bien vite recourir au chirurgien. Notre but est tout simplement d'indiquer ici un topique qui guérit d'une manière certaine cette infirmité si gênante, si inquiétante; quelle satisfaction pour celui qui en est atteint de pouvoir désormais s'en débarrasser facilement soi-même ! Frottez d'abord légèrement avec ma pommade contre les ruptures la partie affectée, étendez-en gros comme une petite noisette sur une compresse pour recouvrir la hernie et placez par dessus un bon bandage. Lorsque la rupture est nouvelle, on est guéri au bout de vingt à trente jours, et si elle est ancienne, il faut continuer ce pansement matin et soir jusqu'à ce qu'on voie qu'il ne sort plus rien en défaisant le bandage. Il faut un repos absolu, point d'exercice violent, ni sauter, ni courir, ni porter des fardeaux pesants, etc.; s'abstenir d'aliments venteux, de liqueurs fortes et surtout ne point s'enrhumer, à cause des efforts de la toux. Cette même pommade appliquée sur le nombril guérit très bien les descentes de matrice.

### BOITE DE SECOURS

contre les empoisonnements et asphyxies (noyés, pendus, gelés, brûlés); charbon, croup, petite vérole, choléra; morsures de chien enragé, de vipère et autres animaux venimeux, etc., y compris les autres accidents les plus fréquents dans les incendies, en voyage ou à la campagne; d'une utilité incontestable dans toutes les communes, châteaux, grands établissements, usines, ateliers, etc., pensionnats, colonies agricoles, communautés religieuses et dans toutes les compagnies de pompiers, ainsi que dans toutes les stations de chemins de fer; pour remédier soi-même, en attendant l'arrivée du médecin, aux premiers dangers d'un accident, le moindre retard pouvant, dans bien des cas, amener des suites funestes : par Stanislas BERBEY, pharmacien de première classe. — Médailles d'honneur, d'or, d'argent et de bronze.

Cette boite de secours a été approuvée par le Conseil d'hygiène de Dole et par le Comité central de salubrité du département du Jura, patronnée dans les écoles par M. le recteur de l'Académie, autorisée et recommandée dans le *Recueil administratif* par MM. les préfets du Jura, du Doubs, de Seine-et-Marne; elle a de plus été l'objet d'un rapport du Comité consultatif d'hygiène publique et a reçu les encouragements flatteurs de son ex-illustre président, M. Magendie, dont le nom fait autorité dans la science, ainsi que les félicitations de MM. les ministres de l'intérieur, de l'agriculture et du commerce.

Ce travail, appuyé sur les actes positifs de la science et de l'autorité, est un résumé d'expériences et d'observations qui indique les moyens de remédier soi-même aux premiers dangers d'un accident. Tous ces documents sont empruntés à nos toxicologistes les plus célèbres, MM. Magendie, Orfila, Bouchardat, etc.

Boîte élégante et fermant à clef. — Prix : 50 francs.

Son format est très commode, soit pour la maison, soit pour le voyage.

________

## PHARMACIE COMMUNALE

### BOITE DE SEOURS

J'ai réuni dans une petite boîte les médicaments d'urgence applicables aux principaux accidents qui se présentent le plus ordinairement et qui réclament de prompts secours ; outre cet ouvrage qui l'accompagne toujours pour servir de guide, se trouve un tableau dans l'intérieur de la boîte où chaque article est traité en particulier d'après son numéro d'ordre, et comme la plupart de ces remèdes sont généralement employés, d'après ces indications claires et précises, il sera facile d'en faire usage soi-même, comme aussi de les appliquer utilement aux autres. Cette petite boite de secours, toujours très utile, pourra rendre quelquefois d'importants services au médecin pris au dépourvu, et dans les localités éloignées des centres considérables de population elle devient indispensable. C'est l'unique moyen, dans une foule de cas de nécessité pressante, d'exercer une bien grande charité envers les pauvres des campagnes si souvent privés de toutes sortes de remèdes. Maintenant, en raison des distances, si les besoins s'en font sentir, au fur et à mesure que les flacons se videront, on peut les faire remplir chez le pharmacien le plus rapproché de sa localité. Ces médicaments, qui sont inscrits dans le Codex, se trouvent dans toutes les officines ; ces remèdes inaltérables sont séparés et numérotés avec un soin qui n'offre pas de chance d'erreur. Les personnes étrangères à l'art médical et pharmaceutique peuvent administrer avec succès et sans retard les secours que réclament impérieusement tous ces divers accidents à marche si rapide. Dans bien des cas, le moindre retard peut avoir des suites fâcheuses et ajouter au danger d'un mal dont on pourrait arrêter la marche ou diminuer la gravité, en lui opposant des moyens convenables. Que de fois aussi le remède n'arrive qu'au moment où le malade, à l'agonie, ne donne plus de chance ou d'espoir de guérison, et cependant un prompt secours pourrait le sauver, tandis que presque toujours il meurt, faute de soins et de remèdes par suite des distances. Il est donc très utile que chaque commune ait sa boîte de secours. Parmi les boîtes dejà placées, la plupart ont été entreposées dans les cures, au nom des autorités municipales. On ne peut certes pas se choisir de meilleurs interprètes, car ces Messieurs, qui sont occupés nuit et jour à visiter les malades, se feront un devoir de propager cette œuvre bienfaisante. Nous avons aussi les Sœurs de charité, si précieuses dans nos campagnes ; ces dames ont ordinairement quelques remèdes, mais, hélas ! bien insuffisants. Le peu de bien qui en résulte est loin de répondre à leurs intentions et à leurs efforts ; procurez-leur une boîte de secours, ce service médical leur convient, d'autant plus qu'elles sont journellement en contact avec les pauvres malades pour les consoler et les soigner.

---

## TABLEAU

des médicaments qui composent la boîte de secours, et des principaux cas auxquels ils sont ordinairement applicables en attendant l'arrivée du médecin.

N° 1. — POUDRE ÉVACUANTE. (Empoisonnements.)

Il serait à désirer que tout le monde fût en état de soigner les victimes de ce terrible accident, car il n'est point de cas dans la médecine où les moyens de guérison soient aussi clairement indiqués que dans celui-ci ; les poisons restent rarement longtemps dans l'estomac sans occasionner des maux de cœur et des envies de vomir, symptômes qui démontrent parfaitement ce qu'il faut faire. Le sens commun dicte à chacun en particulier que s'il y a quelque chose dans l'estomac qui mette sa vie en danger, il faut qu'il le rejette sur-le-champ ; par conséquent, la première indication à suivre est l'évacuation du poison, indispensable s'il y a peu de temps qu'il est avalé ; elle est encore utile après quelques heures ; puis neutralisation par les antidotes appropriés. Ainsi donc, lorsque l'on soupçonne un empoisonnement et que l'on ne connaît pas la nature du poison, il ne faut pas hésiter d'avoir recours à cette poudre évacuante, qui a pour but principal non seulement d'expulser le poison par le haut et par le bas, mais encore de lubrifier les parois de l'estomac et de l'œsophage et de préserver ces organes de la corrosion du poison. On peut compter sur un succès prompt et certain, et quelle que soit la substance vénéneuse ingérée dans l'estomac, elle sera évacuée sur-le-champ.

*Emploi*. — Il suffit tout simplement de délayer une cuillerée à café de cette poudre, que l'on prend en deux ou trois fois à quelques minutes d'intervalle, de manière à pouvoir produire des vomissements et des selles, sauf à renouveler, et sitôt après l'expulsion du poison ; les boissons aqueuses, sucrées, mucilagineuses, compléteront les premiers soins. On a conseillé encore assez souvent, dans les empoisonnements par les substances végétales nuisibles, une forte solution de sel marin, cinquante grammes par litre d'eau. Ce moyen est précieux, car on a toujours du sel sous la main et l'on ne saurait trop tôt administrer un évacuant.

Nota. — A défaut d'émétique, médicament dont l'emploi est très connu, on pourra le remplacer par cette poudre qui, entre les mains du médecin, peut être d'un grand secours dans bien des circonstances.

N° 2. — MAGNÉSIE CALCINÉE. ( Contre-poison des acides, p. 5.)

Gorger le malade d'eau dans laquelle on aura délayé 30 grammes de cette substance par litre, donner un verre de ce liquide toutes les deux minutes ; cette boisson neutralise parfaitement les effets de ces acides. La magnésie calcinée est sous forme de poudre blanche, très légère, happant à la langue ; elle absorbe l'acide carbonique de l'air, aussi doit-on la conserver dans des flacons bien fermés. Elle a une importance médicale très grande, elle est antiacide et laxative. C'est un bon absorbant propre à détruire les aigreurs d'estomac ; la dose ordinaire est d'une petite cuillerée à café délayée dans de l'eau sucrée ; elle purge légèrement, efficace pour prévenir la gastrodynie (douleur du ventre), en en prenant peu de minutes avant ou après le repas ; s'emploie avec avantage dans la goutte. En l'associant à la rhubarbe par parties égales, on prend une bonne pincée de ce mélange dans la première cuillerée de soupe pour donner un peu d'activité aux fonctions digestives de l'estomac.

N° 3. — ACIDE TARTRIQUE. (Contre-poison des alcalis, p. 7.)

Donner plusieurs verres d'eau acidulée avec 10 grammes d'acide tartrique par litre. A son défaut, on peut prendre plusieurs verres d'eau acidulée avec deux cuillerées de vinaigre ou de jus de citron ; par ce moyen on favorise le vomissement en même temps qu'on neutralise le poison.

Cet acide provient du tartre qui se dépose sur les parois internes des tonneaux de vin. Purifié, sa saveur est franche et agréable. Pour obtenir des boissons acidulées rafraîchissantes, on en dissout dans l'eau jusqu'au point d'acidité convenable et on sucre ; si l'on y ajoute un peu de bicarbonate de soude, agitez et buvez pendant l'effervescence. Boisson excellente pendant les chaleurs de l'été, ou à la suite d'un repas copieux. Le bicarbonate de soude est ce sel qui existe en grande quantité dans les eaux de Vichy.

N° 4. — PROTOSULFURE DE FER. (Contre-poison du mercure et du cuivre, p. 11 et 14.)

Ce corps tout à fait inerte décompose instantanément le sublimé corrosif, en donnant lieu à du protochlorure de fer et à du sulfure de mercure, c'est-à-dire à deux substances totalement inoffensives. Agit de même pour les sels de cuivre. Il en résulte que c'est un antidote par excellence. Il faut donc autant que possible administrer ce remède immédiatement après l'empoisonnement, en mettre 30 grammes en suspension dans un litre d'eau, et en donner par verre à trois minutes d'intervalle ; bien agiter chaque fois. A défaut de cet antidote, l'eau de blancs d'œufs est excellente pour les sels de mercure, et l'eau fortement sucrée pour les sels de cuivre.

N° 5. — SAFRAN DE MARS APÉRITIF. (Contre-poison de l'arsenic, p. 17.)

Boire abondamment de l'eau dans laquelle on aura délayé de cette substance une cuillerée par verre d'eau. A défaut de cet antidote, faire prendre de l'eau sucrée, pure ou coupée avec un tiers d'eau de chaux, une boisson albumineuse, ou du lait, ou une eau sulfureuse.

Cette poudre, d'un rouge brun, inodore, insipide et insoluble, décompose instantanément l'arsenic, en donnant lieu à deux substances inoffensives. En médecine, c'est un astringent tonique, emménagogue, qui est très employé sous différentes formes.

N° 6. — SULFATE DE SOUDE. (Contre-poison du plomb, p. 21.)

Faire boire de l'eau dans laquelle on aura fait dissoudre 10 grammes de ce sel par litre. A son défaut, le sulfate de magnésie agit de même pour neutraliser ce poison. Ce sel nous vient de la Lorraine ou des sources salées qui le produisent en grande quantité par évaporation. Il est incolore, efflorescent, d'une saveur fraîche. C'est un purgatif d'un effet certain et très employé à la dose de 15 à 60 grammes.

Nº 7. — TANNIN. (Contre-poison de l'antimoine et de l'opium, p. 25 et 37.)

Donner à plusieurs reprises une solution aqueuse de tannin (une légère prise par verre), ou, à son défaut, toutes les décoctions qui contiennent du tannin, comme les décoctions de quinquina, de noix de galle, de thé, d'écorce de chêne, de saule, de cerisier, de marronnier, etc. Le tannin ou acide tannique se rencontre surtout dans la noix de galle, le cachou, le tan ou l'écorce de chêne, d'où il tire son nom. Poudre d'une saveur très amère qui est employée en médecine comme astringente.

Nº 8. — CAMPHRE. (Contre-poison des cantharides, p. 34.)

Faire une infusion de graine de lin dans laquelle on mettra une pincée de camphre par verre, que l'on donnera en boisson, en lavement et en injection dans la vessie. Si l'ardeur de la vessie persiste, frotter la partie interne des jambes, des cuisses et le ventre avec de l'huile camphrée ; boire abondamment du sirop d'orgeat étendu d'eau et du lait d'amandes. Le camphre se retire en grand du laurier camphrier, arbre de la Chine ; il est très employé comme antispasmodique, stimulant diffusif, diaphorétique ; sa principale propriété est de dissiper le mauvais air et de garantir les corps de l'effet pernicieux des miasmes délétères.

Nº 9. — ALCALI VOLATIL. (Contre-poison de l'acide prussique, p. 41.)

On ne doit prendre cet alcali qu'avec ménagements, dix à douze gouttes dans un verre d'eau, et en faire aussi respirer. Pour plus amples détails, voyez l'article de ce poison. C'est un acide qui est gazeux ou liquide. Dans ces deux états, il a une odeur forte et piquante, semblable à celle des amandes amères.

L'alcali volatil ou l'ammoniaque est un liquide incolore, d'une odeur urineuse, caractéristique et tellement forte qu'elle peut asphyxier. Dans les asphyxies, la syncope, c'est un puissant stimulant ; sa vive odeur le rend propre à rappeler les esprits. On s'en sert à l'extérieur comme caustique, pour rubéfier la peau dans les cas de rhumatisme, et pour cautériser les morsures des animaux venimeux ou enragés. Aussi les chasseurs doivent-ils, par prudence, en avoir toujours un flacon.

N° 10. — ÉTHER SULFURIQUE. (Contre-poison des champignons et viandes gâtées, p. 47.)

Faire vomir d'abord, donner ensuite de l'eau sucrée avec huit à dix gouttes d'éther. Si des douleurs vives se font sentir dans l'abdomen, des boissons émollientes et mucilagineuses, et s'il y a délire, agitation, les sinapismes, les vésicatoires sont indiqués. L'éther est un souverain remède contre toutes ces indispositions ; c'est un puissant calmant que la médecine possède. On en fait usage pour calmer l'agitation nerveuse, dissiper les spasmes de l'estomac à la suite de digestions laborieuses, pour calmer les coliques violentes et arrêter les effets de l'ivresse, à la dose de six à dix gouttes sur du sucre ; on le fait aussi respirer.

N° 11. — BEURRE D'ANTIMOINE. (Morsures du chien enragé, charbon, pustule maligne, p. 58.)

Toute personne mordue par un animal enragé ou soupçonné tel, devra aussitôt presser sa blessure pour en faire sortir le sang et la bave. La laver ensuite avec de l'alcali ou de l'urine, et cautériser avec le beurre d'antimoine. On peut aussi chauffer à blanc du fer, que l'on appliquera profondément à plusieurs reprises, pour détruire le venin dans tous les tissus, et y faire des incisions à la rigueur. Ces moyens suffiront pour écarter toute espèce de danger.

Le beurre d'antimoine est un puissant corrosif que l'on n'emploie qu'à l'extérieur lorsqu'on veut cautériser profondément, comme dans les morsures des animaux enragés, dans le charbon, etc. On en instille quelques gouttes dans la plaie, à plusieurs reprises, pour bien détruire toutes les parties qui peuvent contenir du venin.

Nº 12. — EAU DE MÉLISSE DES CARMES. (Asphyxiés, noyés, p. 66.)

Dans toutes les asphyxies qui demandent des soins particuliers, on peut donner de l'eau de mélisse, à la dose d'une cuillerée à café dans de l'eau sucrée. C'est un excitant, stimulant, nervin, très recommandé, lorsqu'on est menacé, soit d'apoplexie, soit de paralysie; excellent aussi dans l'engourdissement de la tête et la pesanteur de l'estomac, à la suite de digestions laborieuses.

Nº 13. — CHLORURE DE SOUDE LIQUIDE. (Asphyxiés par des miasmes délétères, p. 61.)

Si l'asphyxie a lieu dans des égouts, puits, mines et fosses d'aisances, on arrose le corps de l'asphyxié avec de l'eau chlorurée. La dose est d'une cuillerée de chlorure par litre d'eau. Comme désinfectant, on verse de cette eau dans des assiettes, que l'on place dans les lieux viciés, comme les égouts, les salles de dissection, les prisons, etc. On peut aussi en répandre sur le sol ou sur les objets infects; en projeter dans l'air comme moyen de purification. Pur, on en fait des aspersions hygiéniques. Etendu d'eau, il s'emploie en lotions et compresses contre les plaies gangréneuses, etc.

Nº 14. — ÉLIXIR DE LONGUE VIE. (Indigestions, coliques
et pesanteurs d'estomac, p. 164.)

Sa dose est d'une cuillerée à bouche dans de l'eau
sucrée ou une tasse de thé, que l'on prend en trois fois,
pour calmer toutes ces indispositions qui surviennent
après les repas par suite d'intempérance et le dérangement des fonctions digestives. Cet élixir est un puissant stomachique, et purge légèrement. Calme de
même parfaitement les coliques accidentelles.

Nº 15. — ÉLIXIR STOMACHIQUE. (Dévoiement, diarrhée, dyssenterie
et cholérine, p. 166.)

Sa dose est d'une cuillerée à café, sauf à la renouveler à certains intervalles. Il est très prudent, surtout en voyage sur terre et sur mer, d'avoir toujours à
sa disposition un flacon de cet elixir, pour remédier
aux premiers dangers de ces sortes d'indispositions,
qui, en temps d'épidémie, ne laissent pas que d'être
fort incommodes et fort inquiétantes.

Nº 16. — PERCHLORURE DE FER LIQUIDE. (Hémorrhagies des plaies
et de toutes sortes, p. 175.)

On l'emploie étendu d'eau, soit en compresses, soit
en lotions. Ce puissant hémostatique, qui veut dire
propre à arrêter les hémorrhagies ou pertes de sang,
peut être d'un grand secours, surtout entre les mains
du médecin, qui bien souvent, dans des cas urgents,
est pris au dépourvu.

Nº 17. — BAUME VULNÉRAIRE. (Blessures et plaies, p. 177.)

C'est un remède excellent contre toutes les plaies, les
coupures, les écorchures et les contusions de toutes
espèces ; il consolide, en empêchant la suppuration.
Maintenant, si l'instrument a formé un lambeau de
chair, s'il a presque enlevé un doigt, une oreille, pour
peu que ces parties tiennent encore, il sera possible de

les conserver, puisqu'il réunit dans les quarante-huit heures toutes les blessures à la suite de coups de sabre et de feu.

Dans les cas ordinaires, il suffit d'arroser la plaie avec ce baume et de la couvrir d'un linge ou d'un morceau de sparadrap gommé. Maintenant, lorsqu'une blessure vient d'être faite, on rapproche aussi exactement que possible les deux bords de la plaie au moyen d'une bande et d'une compresse ; on arrose alors le tout avec ce baume et on entretient la compresse imbibée ; puis on laisse sécher le tout, et on lève l'appareil avec un peu d'eau chaude pour détacher les bandes. Pour les grands pansements, on en mettra une cuillerée à bouche par verre d'eau. Ce baume, à l'intérieur, est vulnéraire, cordial, stomachique, à la dose de dix à douze gouttes sur du sucre.

On s'en sert aussi avec avantage pour calmer la douleur que causent les dents cariées. On place sur la dent malade un peu de coton imbibé de baume, sauf à renouveler. Pour plus de succès, on peut y ajouter un peu d'éther.

Nº 18. — ELIXIR (A BASE D'ARNICA) VULNÉRAIRE. (Chutes, efforts, coups et contusions, p. 179.)

Son effet est de remédier à la commotion du cerveau, par suite de chutes ou coups portés à la tête, de rétablir l'activité de la circulation qui a été troublée par suite d'efforts ou d'une secousse plus ou moins grave, et de résoudre le sang extravasé à la suite des contusions ; de plus, c'est un vulnéraire excellent pour arrêter le sang, et qui convient parfaitement dans les cas d'apoplexie, coups de sang, étourdissements et asphyxies.

Au moment de l'accident, on en prend une cuillerée à café, et deux autres de douze en douze heures ; il est bon de suer, de se donner du mouvement, et de ne pas manger immédiatement après l'avoir pris. En cas de retard, on prend de même cet élixir qui est un remède infaillible. Il a pour base l'arnica, qui jouit d'une réputation populaire. De là le nom de panacée des blessés. On peut aussi en appliquer des compresses sur les meurtrissures, pour empêcher l'extravasion du sang après les chutes et coups, à la dose d'une cuillerée à café dans un verre d'eau.

N° 19. — EXTRAIT DE SATURNE. (Entorses et foulures, p. 179.)

Sitôt l'accident, l'immersion dans l'eau froide, en y ajoutant un peu d'extrait de saturne, est sans contredit un des moyens les plus sûrs pour prévenir l'épanchement de la synovie et l'inflammation. L'extrait de saturne étendu d'eau, ce qui forme l'eau blanche, est très employé à l'extérieur. C'est un astringent et résolutif, ayant la propriété de calmer et dissiper les inflammations accidentelles de la peau, telles qu'excoriations et cuissons, qui surviennent par suite de la selle, de fatigues et de longues marches. Il en est de même pour le gonflement et l'enflure des pieds. Excellent aussi contre les brûlures de toutes sortes, les piqûres et morsures plus ou moins suspectes, contre les ecchimoses, les érésypèles et coups de soleil, etc.

N° 20. — ALCOOL CAMPHRÉ. (Luxations et fractures, p. 181.)

On l'applique en compresses sur les luxations, fractures, entorses, foulures, contusions et meurtrissures. C'est un excellent résolutif, lorsqu'il y a gonflement et extravasion du sang. On peut le mêler dans de l'eau, par portion égale avec l'extrait de saturne. L'alcool camphré convient pour les engelures. Bon aussi pour calmer le mal de dents, et pour s'en rincer habituellement la bouche, comme tonique, antiputride.

## CASE PARTICULIÈRE

contenant les objets utiles et indispensables qui doivent toujours se trouver dans la boîte de secours.

TAFFETAS D'ANGLETERRE. (Coupures de toutes sortes.)

On mouille le côté luisant et l'on applique ce taffetas sur les petites plaies pour en rapprocher les lèvres, faciliter leur réunion ainsi que la cicatrisation; il est vulnéraire et balsamique.

SPARADRAP GOMMÉ. (Blessures de toutes sortes.)

C'est la préparation la plus importante et la plus urgente de la chirurgie. On s'en sert pour rapprocher et maintenir le bord des plaies, pour faciliter la réunion des chairs et leur consolidation. Un bon sparadrap bien agglutinatif facilite les pansements.

TAFFETAS BERBEY. (Cors et durillons.)

Sitôt appliqué, il fait cesser les douleurs et procure l'avantage de pouvoir se chausser à volonté et de marcher avec facilité.

PAPIER BERBEY. (Voir la brochure.)

*Spécifique infaillible comme révulsif contre le croup, les rhumes, rhumatismes, la goutte et la petite vérole.*

Ce topique révulsif qui, en raison de ses bons effets, est recommandé comme un puissant adjuvant par Messieurs les médecins, s'emploie avec succès contre le croup, les rhumes, toux, enrouements, crachements de sang, catarrhes, asthmes, esquinancie, coqueluche, rougeole, grippe, bronchite, laryngite et autres irritations de la gorge et de la poitrine, les rhumatismes, points douloureux, maux de reins, sciatique, torticolis, goutte, etc., et contre la petite vérole.

CHARPIE, AMADOU, BANDES ET COMPRESSES.

La charpie se fait en coupant du vieux linge et l'effilant brin à brin; on s'en sert pour recouvrir et panser les plaies. Quant à l'amadou, on sait combien il est utile comme stiptique et hémostatique (pour arrêter le sang des plaies).

Les compresses sont du linge ployé en deux ou quatre que l'on applique sur le siége de la douleur après les avoir imbibées d'un liquide indiqué dans le traitement. Les bandes sont des rubans de toile qui servent à maintenir en place l'appareil du pansement.

Et une paire de ciseaux.

---

UTILITÉ DE LA BOITE DE SECOURS DANS TOUTES LES CAMPAGNES.
(Trois cents communes en ont déjà fait l'acquisition par voie de délibération.)

Un grand nombre de maires m'ont donné avis qu'ils feraient tous leurs efforts pour que leurs communes fissent cette acquisition dont l'utilité ne peut être contestée ; il y a, au surplus, pour ces Messieurs une responsabilité morale vis-à-vis de l'autorité supérieure et de leurs administrés, qui les oblige à prendre les précautions les plus indispensables toutes les fois qu'il s'agit de la sécurité pub'ique, et il est probable que désormais chaque commune sentira la nécessité d'avoir sa boîte de secours. Quant à celles qui, à défaut de ressources, ne peuvent pas en faire l'achat, il est vraiment fâcheux qu'il en soit ainsi, car ordinairement ce sont les communes les plus pauvres qui sont privées de toute espèce de secours ; mais il faut espérer que les mesures prises par le gouvernement pour amener les départements à pourvoir aux besoins des malades indigents auront de bons résultats. N'avons-nous pas déjà le service médical gratuit qui rend d'immenses services ! Ici chacun doit comprendre l'importance de cette boîte de secours qui est destinée aussi bien pour le riche que pour le pauvre, et nous avons tous le plus grand intérêt à ce qu'elle soit propagée partout.

Des délibérations municipales qui ont été prises à ce

sujet, je n'en transcris qu'une seule comme spécimen, afin que l'on puisse juger de l'appréciation qui en a été faite par la plupart de ces Messieurs entièrement dévoués au bien-être de leurs administrés.

---

ADMINISTRATION MUNICIPALE DE LA VILLE DE DOLE (Jura).

Nous, soussigné, maire de la ville de Dole, chevalier de la Légion-d'Honneur, après avoir examiné la BOITE DE SECOURS composée par M. Berbey, pharmacien, renfermant les remèdes utiles dans les cas d'empoisonnements, d'asphyxies et autres accidents les plus fréquents, et convaincu qu'elle doit être journellement d'une utilité réelle, nous avons prescrit l'achat d'une boîte pour être déposée au bureau de police, et de plusieurs tableaux pour être affichés dans les bureaux d'octroi de la ville.

*Signé :* Comte DE BOISDENEMETS.

---

COMMUNES QUI ONT DÉJA FAIT CETTE ACQUISITION PAR VOIE DE SOUSCRIPTION.

**Les Essarts** (Jura), sous le patronage de M. Jaillet, maire de la commune.

**Longwy** (Jura), sous le patronage de M. Boilley, curé de la paroisse.

**Bessey** (Côte-d'Or), sous le patronage du curé de la paroisse.

Le curé, aidé de son maire, doit toujours tenir en réserve les médicaments les plus indispensables, pour donner les premiers secours en cas d'urgence. Cette initiative philanthropique de la part de ces Messieurs est un noble exemple à suivre ; aussi je me fais un devoir de les citer, pour prouver combien il est facile dans une localité d'acquérir ma boîte de secours, en engageant les personnes charitables à souscrire à cette œuvre bienfaisante. Cette somme de 50 francs peut être aisément fournie par une cotisation facultative des habitants.

---

CHEMINS DE FER.

M. **Mouton**, entrepreneur général du chemin de fer de Dole à Salins : 2 boîtes.

**MM. Bordes** et **Mathussières,** entrepreneurs du chemin de fer de Dijon à Besançon : 3 boîtes.

Si les accidents sont malheureusement très fréquents en voyage, d'un autre côté, le voyageur doit voir avec satisfaction que toutes les administrations de nos chemins de fer prennent les plus grandes précautions pour tout ce qui concerne la sécurité publique.

---

### LA TROUSSE MÉDICALE DE VOYAGE.

Cette trousse, moins embarrassante qu'un paquet de cigares, contient cinq remèdes qui réunissent dans leur ensemble tout ce qu'il y a de plus utile et de plus indispensable pour le voyageur, le chasseur et le soldat en marche ou en campagne ; lorsqu'un accident arrive, il est très important, surtout en l'absence du médecin, de pouvoir soi-même remédier aux premiers dangers, le moindre retard pouvant amener des suites fâcheuses dans bien des cas, tels que morsures de chien enragé, de vipère, et piqûres venimeuses, etc. ; coupures, plaies, blessures, hémorrhagies, coups, chutes, efforts et contusions, etc. ; enflure des pieds, excoriations et cuissons par suite de la selle, des fatigues et de longues marches, etc. ; brûlures, coups de soleil, étourdisse-ments, coups de sang, apoplexie, indigestions, coliques, ivresse, crachement et vomissement de sang, etc. ; en-torse, foulure et fracture, etc. ; dévoiement, diarrhée, dyssenterie, cholérine, mal de mer, etc.

Que de services ces trousses n'ont-elles pas déjà rendus ! Un chef de train me disait qu'avec sa trousse, qui ne le quittait jamais, il avait eu déjà l'occasion de secourir une vingtaine de personnes tant malades que blessées ; citons aussi cet officier qui, sur le champ de bataille, après avoir été blessé au bras d'un coup de sabre et renversé de son cheval, put tout aussitôt après son pansement fait et sa dose d'arnica prise, saisir son arme, se remettre en selle et se lancer au galop à la poursuite de l'ennemi. Souvent le moindre remède peut sauver un malade, tandis qu'au contraire, s'il se trouve privé de toute espèce de secours, le mal ne peut que s'aggraver et devenir mortel. Rien de plus facile que l'emploi de ces remèdes qui, du reste, sont connus et usités généralement. Seulement, si ces préparations sont concentrées, c'est afin qu'elles agissent avec plus de promptitude et d'efficacité, et que, d'un autre côté, on soit à même de les utiliser souvent; chaque remède, placé d'après son numéro d'ordre, porte une étiquette indiquant ses propriétés et le relevé des cas qui nécessitent son emploi. — Prix : 15 francs.

Monsieur Berbey,

J'ai examiné avec soin la trousse médicale que vous avez bien voulu soumettre à l'examen de M. le général inspecteur qui, tout en vous donnant son assentiment, vous a vivement conseillé de l'adresser au Comité de santé militaire. Son utilité ne saurait être contestée, principalement dans les infirmeries régimentaires qui, pour la plupart, sont dénuées de pareilles ressources thérapeutiques. Maintenant, il est probable que MM. les officiers n'hésiteront pas à faire cette acquisition, si précieuse pour le soldat en marche ou en campagne.

*Signé :* PARENT,
Aide-major du 5ᵉ dragons.

---

NOMS DES PERSONNES ET CHEFS D'ÉTABLISSEMENTS PUBLICS

qui ont déjà fait cette acquisition dans un but d'humanité.

MM.

De Persigny, ex-ministre de l'intérieur.
Magendie, ex-président de l'Hygiène publique.
Le baron de Vincent, ex-préfet du Jura.
Le comte de Lapeyrouse, ex-préfet du Doubs.
Chollet, ex-sous-préfet de Dole.
Le comte de Toulongeon, ex-député de Dole.
De Grimaldi, ex-président du Conseil général du Jura.
Le comte Flavien de Broissia, à Dole.
Le marquis de Saint-Seine (trois boîtes).
Garnier de Falletans, à Falletans,
Vauthrin, président du Comice agricole de Dole.

MM.

Vuillez, propriétaire à Damparis.
Le marquis de Bretonnières, à Rans.
Lucien Boilley, à la Grange-Pérey.
De Toytot-Roger, à Rainans.
Le comte Edouard de Broissia, à Marigna.
Laquin, membre du Conseil général de la Côte-d'Or.
Niquet, négociant en vins, à Parne.
De Jotans d'Authume, à Cluny.
Joignaux, maître de poste à Sermesse.
Le comte de Lallemand, à Malans.
Payard, sous-directeur des mines, à Rive-de-Giers.
Veuve Philippet-Chabet, à Gergy.
De Serresin, à Corcondray.

MM.
Gagneur, curé à Rochefort.
Ribaudet, banquier à Dole.
Ruffier, architecte à Dole.
Dorvault, directeur de la Pharmacie centrale.
Santonax (fabrique de bougies), à Dole.
Barré (fabrique de porcelaines), à Orchamps.
Le baron d'Aligny, à Montmirey.
Le P. Périer, supérieur du collége libre, à Dole.
Cottez, notaire à Dole.

MM.
Le docteur Giraudeau de Saint-Gervais, à Paris.
Armand Husson-Morel, à Dole.
Chavéria, curé à Bersaillin.
Guillot, ex-marchand de bois à Dole.
Le comte de Grancey, capitaine de chasseurs.
Le marquis de Laizère.
L'hôpital de Belleville (Rhône).
Dans sept établissements des Frères de l'Ecole chrétienne.
Le comte de Parcey, à Dole.

A en juger par cette première liste de souscripteurs, j'ai toujours compté, et cela n'est pas en vain, sur les personnes riches, intelligentes et charitables, qui vivent dans les campagnes et qui, par une espèce de vocation providentielle, sont appelées à secourir les malheureux. L'empressement qu'elles mettent à soulager les malades de leurs villages, la générosité qui les engage aussi à pourvoir à leurs besoins, me font espérer qu'elles saisiront avec joie ce nouveau moyen de faire du bien dans leur voisinage. Respect au riche qui emploie une partie de sa fortune à des œuvres charitables. La bienfaisance est une vertu qui est le plus bel apanage de notre société, et devant elle tout s'incline.

## COMPAGNIES DE POMPIERS

Que de reconnaissance la société ne doit-elle pas à tous ces hommes qui, généralement, sont si dévoués et si courageux pour sauver leurs semblables ; combien n'en avons-nous pas aussi qui, malheureusement, sont souvent victimes de leur dévouement ! Voyez-les s'élancer au milieu des flammes : plus le danger est grand et moins ils hésitent à sacrifier leur vie. C'est bien le moins qu'on prenne tous les moyens possibles pour les secourir en cas d'accident. Il est donc indispensable que toutes les compagnies de pompiers aient à leur disposition cette boîte de secours ; il y a là pour MM. les capitaines une question hygiénique de la plus haute importance, et il est certain que désormais, d'après leurs ordres, dans chaque pompe on sentira la nécessité d'adjoindre à cette boîte le remède contre les brûlures très graves (voir l'article *Brûlures*, p. 183). Ce spécifique se délivre par dose entière (40 francs), demi-dose (20 francs), et quart de dose (10 francs).

MM. les médecins, et il est fort rare qu'il n'y en ait pas toujours quelques-uns sur le théâtre d'un incendie, où ils savent fort bien que leur présence est urgente, trouveront dans cette boîte la collection complète des médicaments les plus indispensables pour donner les premiers secours et remédier aux premiers dangers. Dans les compagnies qui sont privées d'un chirurgien, c'est au capitaine à choisir un pompier actif et intelligent pour remplir les fonctions d'infirmier : c'est le vrai moyen d'organiser un service actif et régulier ; cet infirmier, avec un peu de connaissances et un peu d'habitude, pourra dans un cas urgent, en l'absence du médecin, donner les premiers secours ; cela lui sera d'autant plus facile, cet ouvrage en main, que la plupart de ces remèdes sont déjà connus et généralement usités.

---

COMPAGNIE SPÉCIALE DES SAPEURS-POMPIERS DE LA VILLE
DE DOLE (Jura).

Monsieur Berbey,

J'accepte l'offre que vous me faites d'une de vos boîtes de secours. À la première réunion, j'en suis certain, la Compagnie reconnaîtra comme moi l'utilité de votre présent ; et, pour vous exprimer combien je l'apprécie moi-même, j'ai fait une demande à M. le Maire pour qu'il veuille bien faire l'acquisition d'une de vos boîtes, pour la placer dans notre salle de pompes.

*Signé :* Eugène DENIS,
Commandant par intérim.

---

COMPAGNIE DE POMPIERS DE CHAMPVANS (Jura).

Mon cher Berbey,

Un des premiers, je vous ai félicité de l'heureuse idée que vous avez eue de doter chaque commune et chaque Compagnie de pompiers d'une boîte de secours et de votre spécifique contre les brûlures très graves. Maintenant, si j'ai bien saisi le but que vous vous proposez d'atteindre, j'ose vous prédire que d'ici à peu de temps chaque Compagnie aura sa boîte de secours. En attendant, je n'ai pas hésité un instant à en prendre l'initiative ; je n'ai eu qu'à m'en louer, car j'ai déjà eu recours à votre boîte dans des cas très graves, tels que blessures, hémorrhagies, chutes, contusions et brûlures, etc. Il serait à désirer, dans l'intérêt général, que toutes les Compagnies en fissent l'acquisition ; ce serait un excellent moyen pour faciliter le service des médecins qui, dans les incendies, sont souvent pris au dépourvu. Quant à ce qui concerne l'organisation d'infirmiers que vous préméditez, c'est encore une idée qui portera ses fruits. Comme vous le savez, je suis tout à la fois le chef et le chirurgien de ma Compagnie, et bien souvent j'ai eu l'occasion d'en reconnaître l'utilité lorsqu'un malheur arrive. Que faire, surtout en l'absence du médecin ? C'est alors que l'infirmier devient indispensable ; d'un autre côté, c'est lui qui doit autant que possible aider les médecins dans leur ministère, distribuer les remèdes, en surveiller l'emploi et tenir une note exacte des objets à remplacer. J'en ai placé un sous ma surveillance, surnommé l'infirmier de la Compagnie, et j'ai vu avec satisfaction qu'il peut souvent rendre de grands services.

Tout à vous.  *Signé* : JANNIN, médecin,
Capitaine des pompiers de Champvans.

---

## RELEVÉ

DES ACCIDENTS QUI ONT DÉJA NÉCESSITÉ L'EMPLOI DE LA BOITE
DE SECOURS

et dont les résultats, reconnus satisfaisants par des attestations médicales et municipales, ont été adressés à M. le baron de Vincent, ex-préfet du Jura.

Cette statistique a été adressée officiellement à M. le Ministre de l'intérieur.

Empoisonnements par le vert-de-gris et l'acétate de plomb ; par les champignons et les cantharides ; par l'eau de javelle et le sel d'oseille ; par les allumettes chimiques et le phosphore ; par le poisson et les viandes gâtées ; et plusieurs cas par l'usage immodéré de l'absinthe et des liqueurs fortes.

Asphyxies par le charbon et les fosses d'aisances ;

plusieurs noyés par imprudence ; suffocation par arète de poisson et pomme.

Charbon ou pustule maligne (n° 4) ; un cas, entre autres, désespéré, d'après l'avis du docteur Bolut.

Morsures de chiens enragés (n° 2) ; morsures de chiens suspects ; morsure de vipère (n° 1).

Blessés avec armes à feu et de différentes sortes ; écrasés par voitures ou chevaux, chutes et contusions, hémorrhagies.

Plusieurs cas de brûlures très graves, de croup et de petite vérole noire.

---

Messieurs les maires sont priés d'avoir l'obligeance de transmettre à la préfecture le relevé des accidents qui dans leurs communes ont pu nécessiter l'emploi de la boîte de secours, et quels en ont été les résultats. En livrant à la publicité tous ces documents, ce sera un excellent moyen pour prendre des mesures de salubrité publique et pour remédier à ces erreurs qui sont si funestes dans nos campagnes. Pour y parvenir avec ordre et précision, rien de plus facile : ce serait d'adresser à tous les maires un bulletin toxicologique dont modèle ci-joint. L'officier public pourrait, en l'absence du médecin, remplir ce bulletin, le signer, et y faire, d'après sa sagacité, les observations qu'il jugerait les plus convenables. Ce titre, envoyé à l'autorité supérieure, serait soumis à l'examen des hommes de science. Tel est, selon moi, la vraie marche à suivre pour reconnaître ce qui a manqué au présent, et pour indiquer les améliorations à apporter lorsqu'un accident semblable se présentera.

## BULLETIN TOXICOLOGIQUE

A L'USAGE DE TOUTES LES MAIRIES.

| Nom et prénoms. — | Genre d'accident. — | Secours employés. — | Résultat des secours. — | OBSERVATIONS particulières du médecin, ou, à son défaut, du maire. — |
|---|---|---|---|---|
| Age. — | Cause. — | Local et températ.ᵉ — | Quel moyen a réussi. — | |
| Sexe. — | Etat du cadavre. | Durée du traitement. | Empêchement du succès. | |

## COURS DE TOXICOLOGIE POPULAIRE

Comme le dit fort bien le docteur Guillaume, dans son *Catéchisme hygiénique*, ou art de conserver la santé et de prévenir les maladies, on enseigne tout dans nos écoles, tout, excepté ce qui doit contribuer le plus directement à assurer notre vie. Ne serait-il pas cependant très avantageux d'apprendre à remédier aux premiers dangers d'un accident? Ce serait une connaissance d'une grande utilité dans la pratique de la vie. Il est inutile d'insister pour prouver combien il serait important d'établir des leçons et cours d'hygiène dans toutes les écoles et d'y propager les livres élémentaires sur le même sujet. Il y a là un germe qui tôt ou tard doit fructifier, à en juger par l'initiative qui a été prise par l'Académie du Jura.

Académie du Jura (inspection des écoles).

Messieurs les instituteurs,

Plusieurs municipalités ont déjà doté leurs écoles de l'ouvrage toxicologique de M. Berbey, pharmacien. Si vous ne l'avez déjà, engagez MM. les Maires à vous le procurer. Vous y trouverez d'utiles notions hygiéniques, et en un mot tout ce que le monde doit savoir.

*Signé :* PARIS,
Inspecteur des écoles.

Si M. le recteur de notre Académie désire voir cet ouvrage répandu dans toutes nos écoles, c'est afin que la jeunesse puisse de bonne heure s'appliquer à l'étudier ; il y a là un double intérêt pour chaque famille, car l'enfant s'instruit en même temps qu'il apprend à secourir ses semblables. Voyez plutôt ce qui se passe déjà dans une commune de notre département. Un instituteur, ami de la science et de l'humanité, s'est imaginé, durant les heures de récréation, de faire dans son école l'explication de mon ouvrage, en choisissant d'abord tout ce qui lui a paru le plus utile à ses élèves et le plus facile à être compris, tel que les champignons, les plantes vénéneuses, la morsure du chien enragé et de la vipère, etc., pour les habituer peu à peu à des démonstrations plus compliquées ; au milieu de cette étude récréative, il a remarqué avec satisfaction que tous les enfants se faisaient une joie de l'écouter. M. l'inspecteur, dans une de ses tournées, fut tellement émerveillé de voir d'aussi jeunes enfants répondre avec tant de facilité sur les premières notions de la toxicologie, qu'il en a fait l'objet d'un rapport. J'aime à croire que le gouvernement, si éclairé et si désireux du bien public, s'empressera de prendre l'initiative d'une mesure des plus utiles à toutes les classes de la société, et qu'il sera créé dans chaque ville, dans chaque école, etc., un cours de toxicologie populaire.

14.

## L'HYGIÈNE UNIVERSELLE

Pour répondre aux besoins de la société, nous avons entre autres la *Santé universelle*, journal rédigé avec beaucoup de talent par le docteur Massé. Pourquoi n'aurions-nous pas la *Guérison universelle* (ce que tout le monde doit savoir) ? Ce journal, placé sous le patronage de nos célébrités médicales, rendrait d'importants services. Cette boîte de secours servirait de base fondamentale à ce journal, qui dès lors formerait un point central vers lequel viendraient aboutir toutes les questions ayant rapport à la toxicologie et à la salubrité publique.

Que de choses n'aurais-je pas encore à dire ! Mais voulant me renfermer dans les limites du but que je me suis proposé, je laisse à d'autres plus expérimentés que moi le soin de développer à fond les moyens hygiéniques à suivre dans l'intérêt général. Si les efforts que j'ai faits pour suppléer à la capacité qui me manque, ont réussi à procurer un peu de bien, je serai heureux d'avoir pu contribuer à alléger les malheurs auxquels nous sommes tous plus ou moins exposés.

FIN.

# TABLE DES MATIÈRES

## PHARMACIE DE SECOURS POUR LES ABANDONNÉS ET CONSIDÉRÉS COMME INCURABLES.

Quand on a l'avantage d'avoir un médecin à sa disposition, on doit nécessairement profiter de ses bons soins et suivre ses conseils. Mais pour les pauvres malades qui, surtout à la campagne, sont si souvent privés de toute espèce de secours, tant en médecine qu'en pharmacie, il est tout naturel que chacun, de son côté, cherche tout ce qui peut contribuer à les soulager ou à les guérir. Dans cette intention, comme but de secours, je me suis spécialement appliqué à ces sortes d'affections qui font le désespoir des familles, et j'ai puisé dans le Codex les préparations qui, par l'expérience de mes vingt années d'observations pratiques, ont été reconnues, à juste titre, comme de vrais spécifiques. Dans leur emploi mis à la portée de tout le monde, leur action est d'autant plus assurée, qu'il ne s'agit ici que de maladies parfaitement caractérisées. Combien n'en avons-nous pas aussi qui dans leur malheureuse position, tels que les scrofuleux, teigneux, galeux, vénériens, rachitiques, étiques, épileptiques, etc., réclament la plus grande discrétion ! Quel avantage de pouvoir désormais soi-même se traiter en secret, avec des moyens faciles à suivre et dont les résultats sont toujours satisfaisants ! Personne n'ignore que les affections contagieuses empoisonnent les plaisirs, flétrissent l'existence de l'homme, et attaquent l'espèce humaine dans sa source même ; elles tendent sans cesse à la faire dégénérer.

| | |
|---|---|
| Remède contre les brûlures très graves. | 186 |
| — contre la gangrène et putridité des plaies. | |
| — contre les tumeurs et engorgements des seins. | |
| — contre la petite vérole et vérole noire. | |
| — contre la teigne, vulgairement la rache. | |
| — contre l'anthrax, charbon, pustule maligne. | |
| — contre les hernies, ruptures et descentes de matrice. | |
| — contre la surdité accidentelle et non héréditaire. | 170 |
| — contre la pierre, les calculs et la gravelle. | 171 |
| — contre le ver solitaire (expulsion en peu de jours). | 159 |
| — contre la chlorose, pâles couleurs et pertes blanches. | 172 |
| Remède contre les pertes de sang excessives de la femme. | 172 |
| — contre le carreau des enfants, étisie, marasme. | |
| — contre le goître, dont les proportions sont si variées. | |
| — contre la phthisie (maladies de poitrine graves). | 169 |
| — contre l'hydropisie, dont les suites sont si funestes. | |
| — contre l'épilepsie, vulgairement le haut mal. | |
| — contre les yeux, taies et rougeurs, perte de la vue. | |
| — contre la goutte, rhumatisme et paralysie. | |
| — contre les écrouelles, scrofules et mal vénérien. | |

Boîte de secours pour les communes. . . . . Prix : 50 fr.
Trousse médicale du voyageur et du chasseur. . — 15 fr.
Boîte de secours très élégante et fermant à clef,
    pour les châteaux.. . . . . . . . . . . — 100 fr.

Ces spécifiques devant nécessairement varier en quantité, suivant l'état du malade, pour les demandes et renseignements s'adresser franco à la pharmacie Berbey, Dole (Jura). Bien indiquer son adresse, et pour les centres éloignés, indiquer la gare la plus rapprochée. Les envois ont lieu contre remboursement.

Quant à ce qui concerne la boîte de secours pour les communes, et le remède contre les brûlures pour les compagnies de pompiers, lorsque les acquisitions en sont faites par voie de délibération, MM. les maires et capitaines doivent tout simplement m'en adresser les mandats de paiement.

Ce petit ouvrage, — la guérison universelle, ce que tout le monde doit savoir, prix 1 fr. 50 c., dont la grande utilité le rend si indispensable dans tous les ménages, toutes les cures et toutes les écoles, sous le rapport de la santé et de la salubrité publique, — s'expédie partout en France, franco, par le retour du courrier, contre six timbres-poste. — Tous les trois mois les noms des souscripteurs, communes et compagnies de pompiers qui auront fait cette acquisition seront livrés à la publicité.